DROEMER

Hans-Ulrich Grimm

FOOD WAR

Wie Nahrungsmittelkonzerne und Pharmariesen unsere Gesundheit für ihre Profite aufs Spiel setzen

DROEMER

Besuchen Sie uns im Internet:
www.droemer.de

Aus Verantwortung für die Umwelt hat sich die Verlagsgruppe Droemer Knaur zu einer nachhaltigen Buchproduktion verpflichtet. Der bewusste Umgang mit unseren Ressourcen, der Schutz unseres Klimas und der Natur gehören zu unseren obersten Unternehmenszielen. Gemeinsam mit unseren Partnern und Lieferanten setzen wir uns für eine klimaneutrale Buchproduktion ein, die den Erwerb von Klimazertifikaten zur Kompensation des CO_2-Ausstoßes einschließt. Weitere Informationen finden Sie unter: www.klimaneutralerverlag.de

FSC www.fsc.org MIX Papier aus verantwortungsvollen Quellen FSC® C083411

Originalausgabe März 2020

Ein Imprint der Verlagsgruppe
Droemer Knaur GmbH & Co. KG, München

Redaktion: Dr. Thomas Tilcher
Covergestaltung: Studio Martin Steiner
Satz: Adobe InDesign im Verlag
Druck und Bindung: CPI books GmbH, Leck
ISBN 978-3-426-27800-0

2 4 5 3 1

Inhalt

Einleitung

Kürzlich rief mich ein Redakteur der *New York Times* an, der sich für die Macht der globalen Food-Konzerne interessierte. Ich berichtete ihm von meinen Recherchen, den neuen Formen von Lobbyismus im 21. Jahrhundert, vom Einfluss der Konzerne auf die Politik und sogar auf die globalen Entscheidungsgremien und erwähnte beiläufig das Erdbeeraroma aus Sägespänen, für mich der Klassiker, seit ich diesen Skandal enthüllt hatte, ganz zu Beginn meiner Recherchen in der Parallelwelt der industriellen Nahrungsproduktion, die mittlerweile die globale Versorgungskette weithin dominiert.

Er aber erwiderte völlig entgeistert: »Aus Sägespänen?«

Eigentlich ist das Betrug, wenn Erdbeergeschmack aus Sägespänen hergestellt wird, fürs Erdbeereis oder für den »Frucht« Joghurt. In früheren Zeiten wäre so etwas verfolgt und streng bestraft worden. Heute ist es völlig legal und weit verbreitet, wie ein Mitarbeiter eines großen Aromakonzerns im Gespräch mit mir freimütig und sogar stolz eingeräumt hatte. Damals war ich erst einmal empört.

Der Betrug am Geschmack ist die Basis einer ganz neuen Nahrungskette, die im 21. Jahrhundert die weltweite Versorgung dominiert – mit Produkten, die den Organismus austricksen. Und an der Spitze steht ausgerechnet jenes Element, das als das Ungesündeste gilt: der Zucker. Ein neues Grundnahrungsmittel, das zumeist nicht pur verabreicht wird, sondern versteckt in Supermarktprodukten, die mit echten Lebensmitteln, von denen der Mensch sich seit Jahrhunderten ernährt, kaum mehr etwas zu tun haben. Das sind nicht nur Softdrinks, Fertigprodukte, Fast Food, Hamburger und Fritten. Dazu gehört auch das Müsli aus dem Pappkarton, die Tiefkühlpizza: ein Ernährungssystem, das mittlerweile Medizinern in aller Welt und auch Experten der Weltgesundheitsorganisation (WHO) als größtes Krankheitsrisiko für die Menschheit gilt, wesentlich beteiligt an den großen Zivilisationskrankheiten wie Alzheimer, Herzleiden und Schlaganfall, Krebs und der Zuckerkrankheit Diabetes. Eine weltweite Katastrophe, vergleichbar mit dem Klimawandel und der sozialen Ungleichheit.

Eine kranke Gesellschaft hat aber keine Zukunft. Schon warnen sogar Wirtschaftsexperten vor den Folgen für die Welt insgesamt und für die globale Ökonomie bis hin zu zunehmender Migration. Sogar das Weltwirtschaftsforum in Davos schlug Alarm: Bis zum Jahr 2030 seien weltweit Kosten von 47 Billionen Dollar zu erwarten. Selbst starke Industrienationen wie Deutschland könnten durch die massiven Krankheitsbelastungen in die Rezession getrieben werden.

Doch diese Krankheiten sind keine Schicksalsschläge. Sie sind vermeidbar. Und mittlerweile wissen die Forscher auch, wie wir uns davor schützen können. Zum Beispiel durch echtes Essen, die traditionelle Ernährung. Die sogenannte mediterrane Ernährung gilt Medizinern heute als »Goldstandard«, doch als ebenbürtig gelten auch andere regionale Ernährungsweisen auf natürlicher Basis: die »nordische Ernährung« etwa in Skandinavien oder, allen voran, die chinesische.

Die unter Beschuss geratenen Food-Konzerne räumen ihr Terrain jedoch nicht freiwillig. Schon ist, so stand es in der *New York Times,* ein »Krieg« ausgebrochen zwischen den beiden Ernährungssystemen – ein Krieg, der mit ungleichen Waffen geführt wird. Auf der einen Seite kämpfen die großen Konzerne wie Nestlé, Coca-Cola, Kellogg's, Danone und Unilever mit ihren milliardenschweren Marketingetats, mit ihren einflussreichen, global operierenden Lobbyinstitutionen, hilfswilligen Ernährungswissenschaftlern und Politikern. In der Defensive auf der anderen Seite: die Hersteller der traditionellen Nahrung, die kleinen Bauern und Gärtner, die Bäcker und Metzger, die Köche.

Bisher haben die Konzerne die Schlachten gewonnen; sie konnten sich auch dank ihrer scheinbar niedrigen Preise durchsetzen. Mit der Folge, dass in Deutschland wie auch anderswo die Menschen mehr für Krankheiten ausgeben als für Lebensmittel. Denn das gehört nach Meinung unabhängiger Wissenschaftler zusammen: das billige Essen und die teuren Folgen. Big Food und Big Pharma. Unter den Lasten ächzen die Beitragszahler der Krankenversicherungen, also vor allem die Mittelschicht. Die Lasten werden weiter zunehmen – und die Politik jubelt sogar angesichts der Wachstumsraten in der Krankheitsindustrie.

Dabei gehört der Schutz der Bevölkerung vor Lebensmitteln, die krank machen, eigentlich zum Kernbereich der Politik. Doch im 21. Jahrhundert hat sie sich aus der Verantwortung verabschiedet; sie kollaboriert sogar hinter den Kulissen mit den Konzernen, legalisiert deren Problemprodukte – und schiebt den Konsumenten die Schuld zu, wenn sie davon krank werden.

Gemeinsam sitzen Vertreter von Staat und Konzernen in den globalen Entscheidungsgremien, schaffen zusammen die gesetzlichen Grundlagen für betrügerische Manipulationen am Geschmack, den Einsatz von chemischen Zusatzstoffen und beschönigende Bezeichnungen auf den Etiketten.

Wenn es um Lebensmittel geht, hat die Demokratie Pause.

Die Politik fördert seit Jahrhunderten nicht nur das ungesündeste Element der Nahrungskette, den Zucker, sondern auch einen skandalösen Kuschelkurs der staatlich finanzierten

Forscher – den Professoren an den staatlichen Universitäten und Forschungseinrichtungen – mit den Konzernen, den Lieferanten des Ungesunden. Zu meiner großen Überraschung habe ich sogar den obersten staatlichen Ernährungsforscher Deutschlands bei einem Treffen der weltweit einflussreichsten Lobbyinstitution der Konzerne getroffen – er war dort zugleich hochrangiger Funktionär.

Doch jetzt zeigen sich Absetzbewegungen. Schon rufen seriöse Forscher von Eliteuniversitäten zur Food-Revolution auf. Schon stellen die ersten ihre Zusammenarbeit mit den Konzernen ein, weil sie nicht weiter das Ungesunde unterstützen, nicht länger auf der »falschen Seite der Geschichte« stehen wollen.

Ein Umbruch zeichnet sich ab, auch ein Paradigmenwechsel bei der Bewertung von Nahrung und ihrer gesundheitlichen Bedeutung. Da geht es nicht mehr um Kalorien, um Nährwert, Kohlenhydrate und Fett oder die Kontamination mit Schadstoffen, Bakterien und Viren, wie es bisher bei der Beurteilung von »Nahrungssicherheit« der Fall war. Ein neues Kriterium muss hinzukommen: der Grad der industriellen Verarbeitung. Der sollte auch bei der Kennzeichnung der Nahrungsprodukte im Vordergrund stehen, fordern Ernährungswissenschaftler und schlagen ein innovatives Informationslabel vor.

Die Zukunft der Welternährung liegt im echten Essen. Der Trend geht zur Natürlichkeit. Doch die Politik setzt weiter auf die Nahrungsindustrie als Partner.

Und ausgerechnet die Kinder, die die Gesellschaft von morgen bilden werden, sind heute von der industriellen Problemnahrung betroffen wie noch keine Generation zuvor. Die Milch aus dem Fläschchen, der Brei aus dem Gläschen, das Mittagessen in der Kita – in diesem Bereich dominieren die Konzerne die Nahrungsversorgung komplett. Statt natürlicher Früchte kriegen viele Kids bloß die berühmten *Fruchtzwerge* und ähnliche Kinderprodukte, jene ultraverarbeiteten Nahrungsmittel, die nach neuen medizinischen Erkenntnissen in vielfacher Weise die Gesundheit bedrohen. Die Kinder von heute sind die Kranken von morgen – und müssen später, wenn sie groß sind, selbst für die horrenden Kosten aufkommen: Folgen einer verhängnisvollen Fehlernährung, an der sie unschuldig sind; Folgen auch von völlig legalen Betrügereien, denen sie schon am Anfang ihres Lebens zum Opfer fallen. Zum Beispiel mit dem Erdbeeraroma aus Sägespänen.

1. Ungleicher Kampf

Krieg ums Essen: Die Nahrung der Konzerne und ihre katastrophalen Folgen

Die Sache mit dem Erdbeeraroma aus Sägespänen. Das war für mich, ganz zu Beginn meiner Recherchen im Kosmos der Food-Konzerne, der erste Schritt in diese Parallelwelt der industriellen Nahrungsproduktion, die mittlerweile die weltweite Versorgung dominiert.

Am Anfang hatte ich die Tragweite dieser Entwicklung für die Zukunft der Ernährung auf unserem Planeten und die Gesundheit seiner Bewohner noch nicht erfasst. Ich war einfach empört über solche Tricksereien, die auch noch völlig legal sind.

Es war bei einer jener Messen, auf denen die Zulieferer der Food-Industrie ihre Produkte präsentieren. Was es dort natürlich nicht gibt, ist echtes Essen: keine Paprika, keine Brokkoli, keine Äpfel und auch keine Erdbeeren. Null Natur. Dafür Flüssigkeiten in verschiedenen Farben, Pulver und Granulate, die aussehen wie Nescafé, abgefüllt in gläsernen Röhren mit der Aufschrift »Rind«, »Lamm« oder »Huhn«. So also sieht das »Trockenhuhn« aus, von dem sie mir bei der Firma Knorr erzählt hatten. Zwei Gramm davon in einer Suppentüte entsprächen sieben Gramm »Nasshuhn«, also dem wirklichen Geflügel. Das reicht niemals für eine Suppe, aber für eine »vergleichbare Lösung«, jedenfalls wenn noch ein Gramm »Aroma« dazukommt, von einem auf Geschmacksproduktion spezialisierten Konzern wie diesem hier, an dessen Messestand ich mich mit einem Mitarbeiter an einem Stehtisch unterhielt, auf den ich mit der Hand klopfte und fragte, ob sie aus diesem Tisch auch Erdbeergeschmack gewinnen könnten. Ich hatte gelesen, dass man dafür heute Holz verwende. Na, daraus vielleicht nicht gerade, meinte der Verkäufer. Woraus dann? Bretter? Balken? Dachlatten? Hier aus dem nächsten Wald? Nein, eher aus Australien, klärte er mich auf und fügte hinzu, es handle sich um eine Art Sägespäne. Die wird dann auf eine bestimmte Weise behandelt – geheim, geheim –, und anschließend hat man ein wunderbares Aroma von Erdbeeren, Himbeeren, Vanille. Das Schönste übrigens: Das gilt dann als »natürliches Aroma«. Ganz offiziell und völlig legal.

Im Krieg ums Essen markiert die Sache mit dem Aroma sozusagen den Frontverlauf. Auf der einen Seite stehen da die echten Erdbeeren, die ihren Geschmack der Sonne verdanken, den Nährstoffen im Boden, natürlich den Genen, der Sorte, dem Regen und dem Reifegrad. Kurz: der Kraft der Natur und der Kunst des Gärtners. Auf der anderen Seite steht der Geschmack, der aus dem Labor kommt und in großen Fabriken erzeugt wird – dank der Künste der Chemiker aus nahezu beliebigen Rohstoffen. Ein Konzernprodukt, das den menschlichen Körper betrügt, dick macht und so zu einem globalen Megaproblem beiträgt, dem Übergewicht. »Unsere Produkte erreichen jeden Tag mehr als vier Milliarden Menschen – und dies manchmal mehr als zehnmal täglich«, verkündet der Schweizer Aromakonzern Firmenich stolz – einer der vier größten der Welt. So klingt es wie eine bedrohliche Machtdeklaration.

Konzerne kontra Konsumenten: Der Krieg ist in vollem Gang, er wird mittlerweile auf allen Kontinenten ausgetragen, und sein Ausgang ist offen. Es ist kein Milliardenspiel, sondern ein weltweites Billionenspiel. Im Krieg ums Essen gibt es, wie in jedem Krieg, Gewinner und Verlierer.

Auf der Gewinnerseite stehen, bis jetzt jedenfalls, die Produzenten des Ungesunden. Big Food natürlich, die Konzerne mit den ultraungesunden Produkten. Big Sugar, die Zuckerbarone dieser Welt, auch die reichen Rübenbauern und die Aktionäre der Zuckerkonzerne. Natürlich auch Big Soda, wie die großen Softdrink-Giganten genannt werden. Und Big Pharma, die Pillenkonzerne mit ihren märchenhaften Renditen sowie die florierende Krankheitsindustrie mit den vielen Besserverdienern.

Zu den Gewinnern gehören scheinbar auch die Verbraucher, die ja nur wenig für ihre Nahrung bezahlen müssen – umso mehr aber für die Krankheiten, die durch die billige Nahrung ausgelöst werden. So sind sie also eher bei den Verlierern angesiedelt, wie die kleinen Bauern, die im Spiel der Konzerne auf der Strecke bleiben. Auf der Verliererseite stehen auch die Kranken, die hierzulande vornehmlich den unteren sozialen Schichten angehören. Und dann natürlich jene, die die Zeche bezahlen müssen, die teuren Folgen des billigen Essens: Das sind insbesondere die Beitragszahler der Krankenversicherungen – und unter ihnen vor allem jene, die überproportional viel beisteuern müssen, obwohl sie eigentlich gar nicht übermäßig viel verdienen: die Angehörigen der Mittelschicht.

Auch die Umwelt gehört dazu, die Tiere in den Massenställen, und schließlich das Klima. Es ist ein Krieg, in dem es um das Schicksal des Planeten geht, im 21. Jahrhundert und darüber hinaus.

Im Krieg ums Essen stehen sich zwei völlig konträre Systeme gegenüber: das traditionelle System und das industrielle. Eine Vielzahl neuer wissenschaftlicher Untersuchungen zeigt, dass der gesundheitliche Wert von Nahrungsmitteln von ihrer Position auf dieser Skala abhängt.

Bisher behaupteten Politiker und die Produzenten von Problemprodukten, es gebe nicht gesunde oder ungesunde Nahrungsmittel, sondern nur gesunde oder ungesunde Ernährung, richtige oder falsche Auswahl. Was nicht nur ein logischer Unsinn ist, sondern auch eine Beleidigung der Konsumentenintelligenz. Denn wenn es keine ungesunden Nahrungsmittel gibt, dann kann es auch keine falsche Wahl geben.

Schluss mit dem Unsinn. Das neue Paradigma bei der Beurteilung der Nahrung ist die industrielle Verarbeitung.

Und so werden plötzlich die ganz alltäglichen Produkte aus dem Supermarkt, die massenhaft im Einkaufswagen landen, die großen Marken, auf die viele Familien in aller Welt seit Generationen vertrauen, plötzlich zu fragwürdigen Objekten.

Dazu gehört Dr. Oetkers Pizza aus der Tiefkühltruhe, auch die *5 Minuten Terrine* von Maggi (in der Schweiz *Quick Lunch* genannt). Der sogenannte Fruchtjoghurt von Landliebe, das fertige Frühstücksmüsli aus dem Pappkarton von Kellogg's. Die Softdrinks wie *Coca-Cola* oder *Red Bull*). Und ganz besonders die Produkte aus der Kinderecke im Drogeriemarkt, das Pulver fürs Fläschchen von Nestlé und Milupa, das teure *Aptamil.* Der Brei aus dem Gläschen von Hipp und Alete.

Im Krieg ums Essen beherrschen zehn Konzerne weltweit das Schlachtfeld. Dazu gehören Nestlé, Unilever, Coca-Cola, Mars, Danone und Kellogg's.

Sie füllen weltweit die Regale in den Supermärkten.

Dieses Essen ist zwar billig, aber es hat nach neuen wissenschaftlichen Erkenntnissen teure Konsequenzen, an die merkwürdigerweise kaum jemand denkt. Alle freuen sich über die niedrigen Preise im Supermarkt oder beim Discounter. Und merken gar nicht, dass ihnen ein Vielfaches davon jeden Monat zwangsweise abgezogen wird vom Lohn oder Gehalt. Tatsächlich geben die Deutschen pro Kopf mehr als doppelt so viel für Krankheiten aus wie fürs Essen (siehe Kapitel 4).

Wir bezahlen also Billionensummen für die Folgen des billigen Essens – und häufig sogar mit dem Leben. Mehr als elf Millionen Menschen sterben gemäß einer im medizinischen Fachmagazin *Lancet* veröffentlichten Studie jährlich an den Folgen der sogenannten Western Diet, der westlichen Ernährungsweise, mit viel Fleisch und Fast Food, Fertiggerichten, viel Zucker und Chemikalien. Einer Studie der amerikanischen Universität Harvard zufolge sollen 180 000 Todesfälle jährlich allein auf das Konto der Softdrinks gehen.

Die fehlgesteuerte Nahrungsversorgung schadet nicht nur den Menschen, die zu Patienten gemacht werden, sondern der globalen Ökonomie. Die steigenden Behandlungskosten, die zunehmenden Arbeitsausfälle, die immer häufiger nötige Frühverrentung können sogar zu Wachstumsverlusten führen, rechnen Wirtschaftsexperten vor.

Sie schadet der Umwelt, dem Klima, dem ganzen Planeten: »Die globale Nahrungsmittelproduktion«, schrieb eine Expertengruppe der Weltgesundheitsorganisation (WHO) Anfang 2019 im *British Medical Journal*, sei »für bis zu einem Drittel der Treibhausgasemissionen verantwortlich«, für »mehr als 70 Prozent der Süßwassernutzung und 40 Prozent der Landnutzung«, außerdem sei sie »eine wichtige Quelle für Boden-, Luft- und Wasserverschmutzung« und würde den »Verlust der biologischen Vielfalt« vorantreiben. Diese Effekte könnten bis 2050 um 50 bis 90 Prozent zunehmen, »wenn die Nahrungsmittelsysteme nicht umgestellt werden«.

Ein Paradigmenwechsel ist also überfällig.

Eine kranke Gesellschaft hat keine Zukunft. Morbus Alzheimer, Herzinfarkt, Schlaganfall, Krebs, die Zuckerkrankheit Diabetes: Sie rauben Milliarden von Menschen gesunde Jahre, kosten die Sozialsysteme Billionen und fordern mehr Opfer als alle bisherigen Katastrophen, Seuchen, ja sogar Kriege. Ungeachtet der signifikanten Faktoren Luftverschmutzung und Tabakkonsum glauben die WHO-Experten, dass die Nahrung für die meisten Todesopfer weltweit verantwortlich ist. »Der größte Risikofaktor«, so schrieben sie im *British Medical Journal*, sei »ungesunde Ernährung«.

Im 21. Jahrhundert ist mithin eine völlig neue Bedrohungslage entstanden. Schon auf der Seite der klassischen Krankheitserreger wie den Viren und Bakterien hat sich durch die Globalisierung und Industrialisierung der Produktion und des Handels das Gefährdungsszenario erweitert. Wo bisher die Risiken lokal beschränkt waren, sind nun die Grenzen aufgehoben – auch für Mikroben –, konstatierte etwa das Schweizerische Bundesamt für Gesundheit (BAG): »Infolge des globalisierten Warenverkehrs steigt auch das Risiko internationaler Ausbrüche.«

Im Schadensfall aber ist die Suche nach den Ursachen erschwert, ja oft unmöglich. Die arbeitsteilige Produktion mit ihren selbst für die global operierenden Food-Konzerne kaum durchschaubaren Lieferketten macht die Suche nach der Quelle der Verseuchung mit Erregern zu einer nahezu unlösbaren Fahndungsaufgabe.

Beispielsweise als in Dänemark Patienten behandelt werden mussten, die sich mit einem bis dahin dort unbekannten Problemkeim angesteckt hatten. Sein Name: Salmonella Schwarzengrund.

Natürlich hatte das Land Erfahrungen mit Salmonellen. Dänemark ist ja selbst ein großer Agrarexporteur, ein Paradies sozusagen für Schweinefabriken. Nur: So etwas wie Salmonella Schwarzengrund war dort bisher noch nicht aufgefallen. Die Spur führte auch bald weit über die Grenzen des Landes, ja des Kontinents hinaus.

Frank Aarestrup vom dänischen Lebensmittelinstitut in Kopenhagen fahndete mit einem internationalen Forscherteam nach der Ansteckungsquelle – und zwar weltweit. Schließlich fanden sie heraus, dass Salmonella Schwarzengrund im fernen Thailand weit verbreitet ist. Dort sind gemäß der *Neue Zürcher Zeitung* mittlerweile 89 Prozent der Hühnerfleischproben und 91 Prozent der Salmonellose-Patienten mit dem »Problemkeim« infiziert.

Und tatsächlich war die Erregerin aus dem Fernen Osten nach Skandinavien gereist – und sogar noch darüber hinaus.

Um ihre Reisewege nachzuvollziehen, untersuchten die Dänen mit thailändischen und US-amerikanischen Kollegen Proben von Hühnerfleisch und Patienten in Thailand, entnahmen Material von Schweinen, Puten, lokalem und importiertem Hühnerfleisch in Dänemark und sogar den USA, und sie fahndeten nach Patienten, die sich zuvor in Thailand aufgehalten hatten.

Und tatsächlich: Heimische Produkte, von Huhn und auch Schwein, waren sauber. Bei allen importierten Hühnchenteilen aus Thailand aber war Salmonella Schwarzengrund mit eingereist. Zwei der 14 dänischen Schwarzengrund-Patienten hatten sich in Thailand mit der gefährlichen Bazille angesteckt und waren kurz nach ihrer Rückkehr erkrankt.

So kann die Mobilität von Erregern und Konsumenten ein weltweites »Infektionskarussell« in Gang setzen. Ein amerikanischer Thailand-Rückkehrer hatte in einer Klinik im US-Bundesstaat Oregon sogar eine Schwarzengrund-Epidemie ausgelöst.

Das war im Jahr 2007. Mittlerweile ist Salmonella Schwarzengrund offenbar auch in den USA heimisch geworden: 2019 mussten 35 Tonnen Putenprodukte der Marke Butterball zurückgerufen werden, weil sie möglicherweise von dem Erreger befallen waren.

So stehen die Verbraucher im 21. Jahrhundert vor einem völlig neuen Gefahrenszenario, bei dem die globalisierte Nahrungsindustrie zu einem eigenen Risikofaktor geworden ist. Da spielt die Massentierhaltung eine Rolle – und ebenso der dort nötige Kampf gegen die ständig lauernden Erreger, die sich in Massenställen natürlich leicht verbreiten können, denn offenbar ist der Erreger im Zuge seiner Bekämpfung noch gekräftigt worden. »Vermutlich hat der massenhafte Einsatz von

Antibiotika bei der Aufzucht der Tiere jene Varianten selektioniert, die gegen die Medikamente resistent sind«, schrieb dazu die *Neue Zürcher Zeitung*.

Doch im 21. Jahrhundert kommt die Bedrohung nicht mehr bloß von Erregern wie Salmonella Schwarzengrund und ähnlichen Bösewichtern, die Krankheiten übertragen. Hinzu kommen heute noch ganz neue Pandemien, wie es die globalen Gesundheitswächter nennen, globale Epidemien, die weit mehr Opfer fordern als die klassischen Krankheitsausbrüche – und auch ganz andere Strategien zur Bekämpfung und Vorbeugung. Denn es geht um Seuchen ganz anderer Art und Dimension.

Schon veranstalten die Vereinten Nationen Gipfeltreffen in New York zu diesen neuen Geißeln der Menschheit, die in der internationalen Sprache der Experten als »nicht übertragbare Krankheiten« bezeichnet werden (non-communicable diseases, kurz NCD), darunter Alzheimer, Herzinfarkt, Krebs und Diabetes. Die Weltgemeinschaft hat sogar eine Task Force zu ihrer Bekämpfung eingesetzt, die UNIATF (United Nations Interagency Task Force on the Prevention and Control of Non-communicable Diseases).

Auch in Europa häufen sich die Konferenzen; die Europäische Union ruft Experten aus der ganzen Welt zusammen. Es gibt Arbeitsgruppen, etwa vom Europäischen Parlament (EUDWG) sowie von Forschern und Firmen (EURADIA), und die Europäische Koalition für Diabetes (ECD) mit diversen Organisationen. Und es gibt natürlich viele Millionen an Steuergeldern für die Bekämpfung der Pandemie.

Doch die großen Epidemien kommen nicht schicksalshaft über die Menschheit. Auch nicht als Naturkatastrophe. Oder durch bösartige Erreger. Es ist eine menschengemachte Katastrophe. An diesen großen »Zivilisationskrankheiten« ist nicht die Zivilisation schuld, sondern die Nahrung aus den Fabriken der Konzerne: Die neuen globalen Massenleiden sind vielmehr die »logischen Konsequenzen« der »heutigen Lebensmittelsysteme, die sich in den letzten 50 Jahren dramatisch verändert haben«, betont die Expertengruppe der Weltgesundheitsorganisation (WHO) Anfang 2019 in ihrem Aufsatz im *British Medical Journal.*

Die Menschen der Moderne glauben ja gemeinhin, sie würden selbstbestimmt und seinsmächtig leben. Doch ausgerechnet bei der Nahrung, dem Elementarsten des menschlichen Daseins, hat in beispiellosem Ausmaß eine Entfremdung stattgefunden. Ohne dass die Menschen es so recht realisiert haben, ist ein völlig neues Versorgungssystem entstanden. Im 21. Jahrhundert wird die Ernährung der Menschen durch ein System dominiert, das selbst zur Gesundheitsgefahr geworden ist, ein System, das weltweit organisiert ist – und auf das sie bislang keinerlei Einfluss haben, trotz demokratischer Verfasstheit der Gesellschaft. Doch dies wäre gar nicht möglich ohne die aktive Mitwirkung der Politik – hinter dem Rücken der Subjekte und stets in enger Verbindung mit den global operierenden Konzernen.

Es ist wohl die folgenschwerste Umwälzung in der Nahrungsversorgung, mit der die Menschheit jemals konfrontiert war.

Die Autoren einer österreichischen Regierungsstudie sehen sogar eine »neue Stufe der Nahrungsversorgung« nach den »Jagd- und Sammlerkulturen und den Ackerbau- und Viehzüchterkulturen«. Es ist sozusagen die Epoche der Konzernkulturen, die im 19. Jahrhundert ihren Ausgang nahm, im 20. Jahrhundert ihre Blütezeit erlebte und im 21. Jahrhundert zur großen globalen Katastrophe wurde – neben dem Klimawandel und der sozialen Ungleichheit.

Forscher sehen in dieser Art von Nahrung die wesentliche Ursache für die weltweite Ausbreitung von Übergewicht und den modernen Massenkrankheiten. Im 21. Jahrhundert ist der industrielle Produktionsprozess zum Hauptrisiko geworden für die menschliche Gesundheit. Und die Gefährdung hängt vom Grad der Verarbeitung ab.

Dabei ist gerade die Differenzierung wichtig: Nicht die industrielle Verarbeitung als solche ist das Problem, schließlich wird auch Olivenöl oder Senf oder sogar Mehl industriell hergestellt, ist aber für die Gesundheit völlig unproblematisch oder sogar förderlich.

Erst die Ultraverarbeitung mit Hightech-Mitteln und viel Chemie schafft die massiven Gesundheitsrisiken.

Mittlerweile wächst die Kritik an dieser Parallelwelt aus Softdrinks, Snacks und Süßigkeiten, den Tütensuppen, Fruchtjoghurts, Frühstückszerealien, Hamburgern und Fertigpizzen. Denn sie wird zu einem wachsenden Gesundheitsrisiko für immer größere Teile der Weltbevölkerung, je weiter sie sich verbreitet, je mehr sie die globale Nahrungskette dominiert – und die traditionellen Lebensmittel und ihre Erzeuger verdrängt.

Wir sind mittendrin in diesem »Krieg« um die Vorherrschaft bei der Lebensmittelversorgung der Menschen auf diesem Planeten im 21. Jahrhundert. Es ist ein »Krieg zwischen zwei Ernährungssystemen«, sagt Carlos A. Monteiro, Arzt und Professor für Ernährung und öffentliche Gesundheit an der Universität von São Paulo. Er ist mit seinen Mitarbeitern weltweit führend bei der Erforschung der unterschiedlichen Typen von Nahrung, ihrer Verbreitung und ihrer Folgen.

In diesem Krieg ums Essen steht auf der einen Seite die »traditionelle Ernährung mit echten Lebensmitteln, die einst von den Bauern um Sie herum hergestellt wurde«, führt Monteiro aus. Da gibt es also Äpfel, Himbeeren, Mangos und Papayas, natürlich Weizen, Hafer, Reis, auch Schweine, Hühner, Ziegen, oder Kühe. Da gibt es Metzgereien, die Fleisch, Wurst, Schinken herstellen, und Molkereien für Milch, Butter, Joghurt,

Käse. Da gibt es die Köche in den Gaststätten und Kantinen und die Familien zu Hause, wo früher die Frau am Herd stand, heute in vielen Fällen auch der Mann, und das Essen auf den Tisch bringt.

Sie liefern die Lebensmittel für die sogenannte traditionelle Ernährung, die Mediziner heute als Basis eines gesunden Lebens betrachten, etwa die »mediterrane Ernährung«, die mittlerweile als »Goldstandard« gilt, mit wenig Fleisch, viel Frischem – Obst und Gemüse – ohne Chemie und kaum Zucker. Doch auch andere regionale Ernährungsweisen in den verschiedenen Weltregionen haben ihre Vorzüge für die Gesundheit der Menschen in der jeweiligen Gegend; einschlägige wissenschaftliche Studien gibt es über die nordische, die chinesische, die indische, die brasilianische, die mexikanische Art der Ernährung.

Auf der anderen Seite der Front gibt es die Welt-Einheitsnahrung der Konzerne, die sogenannte westliche Ernährung mit Fast Food, Fertignahrung, Softdrinks, viel Zucker und Chemie. Die zugehörigen ultraverarbeiteten Nahrungsmittel dominieren in vielen Ländern schon das Angebot, bereitgestellt durch ein industrielles System mit weltweit verbreiteten riesigen Farmen und Plantagen, mit Massenställen, die die Rohstoffe liefern für die Fabriken, die die Produkte für die Supermärkte herstellen – auch das Mittagessen für die Kita und die Kantine, sogar für die Krankenhäuser überall auf der Welt. Auch Chemiefirmen und Pharmakonzerne liefern Zutaten, die für Geschmack, Haltbarkeit und ein gesundes Image sorgen sollen. Es sind Produkte, die nicht in erster Linie für Gesundheit und Wohlbefinden sorgen sollen, sondern für Profite, die »dazu bestimmt sind, übermäßig konsumiert zu werden«, und manchmal sogar »süchtig machen«, wie Professor Monteiro sagt.

Das ist die Frontstellung im Krieg ums Essen, und die Frage lautet, welche Seite sich auf lange Sicht durchsetzen wird.

Denn es herrscht eine ungleiche Schlachtordnung. »Es ist ein Krieg«, sagte der Professor, »aber ein Ernährungssystem hat unverhältnismäßig mehr Macht als das andere.«

Zum Beispiel beim Kampf um die Herrschaft in der Zukunft, für die die Krieger aus den Konzernen sich schon heute in die Schlacht werfen und auf die Kinder zielen sowie auf ihre Eltern, die nur das Beste wollen für die Kleinen; da operieren sie mit maximalem Einsatz, milliardenschwerem Werbedruck und sogar mit massiver Desinformation.

Der Kampf um die Köpfe: Das ist sozusagen der psychologische Teil der Kriegführung, der mit den Waffen der Werbung und des Marketings betrieben wird, aber auch mit den Hilfstruppen aus willfährigen Wissenschaftlern an den Universitäten und Forschungseinrichtungen. Sie sollen sozusagen die Lufthoheit sichern über den Esstischen und werden dabei ihrerseits oft zum Gesundheitsrisiko, wie sich etwa beim Kampf gegen das Fett gezeigt hat, gegen das Cholesterin im Ei – was sich mittlerweile als der größte Betrug in der Wissenschaftsgeschichte entpuppt hat, gefördert von Big Food und Big Pharma, zum eigenen Vorteil und zum Nachteil der Gesundheit von Milliarden Menschen weltweit.

Die Konzerne kämpfen auch mit Bodentruppen, oftmals Frauen in Entwicklungsländern, die gewissermaßen als Söldnerinnen an die Verkaufsfront geschickt werden und oft genug als Erste zu Opfern werden, gemeinsam mit ihren Kindern, die dick und krank einem vorzeitigen Tod ausgesetzt sind. Gerade in den armen Ländern hat der Krieg ums Essen katastrophale Kollateralschäden zur Folge.

Dabei hatten die Innovationen der Konzerne ursprünglich sogar einem gesellschaftlichen Bedürfnis entsprochen. Das ist allerdings eine Weile her: Es war im 19. Jahrhundert, als etwa ein junger Mann namens Julius Maggi, ein junger Schweizer, Sohn eines eingewanderten Italieners und einer Zürcher Lehrerstochter, mit seinen Experimenten begann. Ab 1882 hatte er mit Trockensuppe experimentiert. 1886 erfand er seine erste Fertigsuppe und schließlich seine Maggi-Würze, die zum Inbegriff eines Geschmacks wurde, den es in der Natur nicht gegeben hatte.

Oder jener andere Firmengründer namens Heinrich »Henri« Nestlé. Er war im Herbst 1867 der Erste, der ein Kunstgetränk als Muttermilchersatz auf den Markt gebracht hatte, sein »Kindermehl« aus Milch, Mehl und Zucker, woraus er einen Zwieback backte, diesen pulverisierte und in eingekochte Milch rührte. Dann wurde das Gemisch getrocknet, ein bisschen Kaliumbicarbonat (E501) hinzugegeben – und fertig war der Welterfolg.

Die Zeit war damals günstig für derlei Innovationen, denn die Ernährungslage der ärmeren Schichten war katastrophal, Geld hatten sie nicht viel und Zeit zum Kochen auch kaum, andererseits aber einen immensen Nährstoffbedarf, um die tägliche Plackerei bewältigen zu können.

Auf diese völlig neue Bedürfnislage reagierten jene neuen Nahrungsmittel, die in jener Zeit erfunden worden sind und die es zuvor in der Natur, und damit auch in der menschlichen Entwicklungsgeschichte, nie gegeben hatte.

Ab 1862 versorgte der deutsche Chemiker und Farbenhändlersohn Justus von Liebig, der die Welt auch mit chemischem Dünger beglückte, die Hungrigen mit Fleischextrakt. 1871 erfand der Franzose Hippolyte Mège-Mouriès die Margarine, eine künstliche Billigversion der Butter. 1886 brachte Carl Knorr in Heilbronn seine Trockensuppe auf den Markt und 1893 Dr. August Oetker in Bielefeld das Backpulver, das er »Backin« nannte.

In jener Zeit wurde auch schon die Basis gelegt für Geschmackstricksereien in ganz neuem Stil. Pionierprodukt damals war der Vanillegeschmack aus den Rinden der Bäume in den Wäldern rund um einen Ort namens Holzminden. Das industriell hergestellte »Aroma«, der Geschmack aus der Fabrik, aus völlig verrückten Rohstoffen – nicht nur Sägespäne, selbst Abwasser von Papierfabriken wurde verwendet –, ist seither zur Leitsubstanz jener Art von Nahrung geworden, die im 21. Jahrhundert dominiert und eine globale Gesundheitsgefahr darstellt.

Dass sie den Erdbeergeschmack aus Sägespänen gewinnen, hatten die Hersteller seinerzeit natürlich öffentlich dementiert. Doch sogar die deutsche Bundesregierung hatte bestätigt, dass auch »Mikroben« das »natürliche Aroma« produzieren: »So wird Erdbeeraroma mithilfe von Pilzen hergestellt, die auf Sägespänen wachsen.«

Eigentlich wäre das eine alarmierende Nachricht: Deutsche Bundesregierung bestätigt massenhaften Betrug in der Nahrungsindustrie. Doch es ist gar kein Betrug, wird nicht einmal als Fälschung bestraft. Interessanterweise stört sich die Politik gar nicht an dieser Form von Verbrauchertäuschung. Was kein Wunder ist: Sie hat sie ja selbst ermöglicht.

Die Politik fährt im Krieg ums Essen eine höchst problematische Doppelstrategie. Einerseits positioniert sie sich auf der Seite der Konzerne, unterstützt sie, schafft gemeinsam mit ihnen die nötigen Rechtsräume und macht ihnen so den Weg frei bei ihren globalen Eroberungszügen; sie betreibt also aktive Lebensmittelpolitik und fördert die Verbreitung der ultraungesunden Nahrung. Andererseits erklärt sie die Gesundheit zur Privatsache und schiebt den Konsumenten die Schuld zu, wenn sie davon krank werden; sie beschränkt sich also beim Gesundheitsschutz auf eine Schrumpfform des politischen Handelns, die Ernährungspolitik.

Auf die völlig neue Bedrohungslage im 21. Jahrhundert hat die Politik nicht nur keine Antwort. Sie wird damit selbst noch zum Problem.

Die zweifelhafte Haltung der Herrschenden brachte schon Margaret Chan auf die Palme, die frühere Chefin der Weltgesundheitsorganisation (WHO), beispielsweise beim Thema Übergewicht. »Nicht ein einziges Land hat es geschafft, seine Adipositasepidemie in allen Altersgruppen zu stoppen«, klagte sie – und sah die Ursache nicht im Persönlichen, sondern bei der Politik: »Dies ist kein Versagen der individuellen Willenskraft. Dies ist ein Misserfolg des politischen Willens.«

Wer sich um die »öffentliche Gesundheit« sorge, führt Margaret Chan aus, müsse auch die großen Nahrungskonzerne ins Visier nehmen, die Softdrink-Giganten und natürlich ihre »Frontgruppen«, ihre »Lobbys«, die »industriefinanzierte Forschung, die Beweise manipuliert und die Öffentlichkeit in die Irre führt«. So wird ihr zufolge ein »gewaltiger Widerstand« aufgebaut gegen Maßnahmen für die Gesundheit der Menschen auf diesem Planeten. Und Geld wird zur neuen Gewalt im Staat: »Die Marktmacht verwandelt sich schnell in politische Macht.« Leider aber würden »nur wenige Regierungen« den »Schwerpunkt auf die Gesundheit gegenüber dem Großkapital« setzen.

Die Politik könnte im Sinne der Konsumenten regulierend eingreifen, doch sie weigert sich, kooperiert weiter mit den Konzernen und schiebt die Verantwortung für ihre Gesundheit den Verbrauchern selbst zu.

Die »Lebensmittel« seien heute »sicherer und qualitativ deutlich besser« als früher, behauptete zum Beispiel Gaby-Fleur Böl vom Bundesinstitut für Risikobewertung (BfR), der obersten staatlichen Behörde in Deutschland zur Überwachung der Nahrung, in einem Artikel mit dem Titel *Lebensmittel als Sicherheitsrisiko? Von gefühlten und tatsächlichen Risiken* und schlussfolgert:

Wenn Menschen »Lebensmittel als potenzielle Bedrohung ihrer Gesundheit« betrachteten, dann sei das »grundfalsch«.

Aber was ist dann mit Produkten wie den Softdrinks? Wie können solche vollkommen »sicheren« Produkte wie *Coca-Cola* jährlich zu 180 000 Todesfällen führen, wie die Universität Harvard ermittelt hatte? Das liegt, so die originelle Deutung der staatlichen Risikowächterin, nicht an *Coca-Cola*, sondern an den Menschen, die so etwas trinken.

»Man kann auch an einem sicheren Nahrungsmittel erkranken oder sterben«, sagte Risikowächterin Böl. »Zucker«, zum Beispiel, »kann schädlich sein«, räumt sie ein, sieht da aber nicht Staat oder Politik in der Pflicht, die Produktion und Verzehr seit Jahrhunderten fördern, sondern die Verbraucher selbst: »Menschen können durch ihr Ernährungsverhalten selbst steuern, wie viel sie von einem Lebensmittel aufnehmen.«

Sie stützt sich dabei auf den völlig veralteten Begriff von Lebensmittelsicherheit, der für Politik und Behörden nach wie vor gilt. Bei der »Lebensmittelsicherheit« geht es demnach lediglich um Kontaminanten, Viren, Bakterien, Schadstoffe: »Sicher« im Sinne der Vorschriften bedeutet demzufolge lediglich, dass Nahrungsmittel »frei sind von krank machenden Erregern, Bakterien oder Viren« oder auch von »chemischen Verunreinigungen«. Dafür sind, wie betont wird, die Hersteller verantwortlich. Nicht aber für die Folgen der modernen, oft zuckerhaltigen Problemprodukte.

Dieser antiquierte Begriff von »sicheren« Lebensmitteln ist die Basis für die verhängnisvolle Doppelstrategie der Politik, einerseits die Konzerne zu schützen und deren Problemprodukte zu fördern – und andererseits die Konsumenten zu schelten, wenn sie davon krank werden.

Möglich ist diese gesundheitsgefährdende Form von Politik, weil auch für die Medien und die Öffentlichkeit die private Seite im Zentrum steht. Wenn da vom Krieg ums Essen die Rede ist, geht es eher um diätetische Scharmützel: Veganer gegen Fleischfresser, Low Carb gegen Low Fat. Selbst Wissenschaftler fabulieren über derartige »Religionskriege«. Eine etwas einfältige Sicht der Dinge.

Die Wahrheit ist leider: Das Individuum ist da längst kein Machtfaktor mehr, kein relevanter Player. Die Medien verbreiten ein Zerrbild, in dem das Individuum umso größer erscheint, je kleiner seine Autonomie wird. Der Konsument als Scheinriese.

Für die Konsumenten ist jedoch im Krieg ums Essen die Selbstverteidigung immer schwerer geworden. Denn die industriellen Problemprodukte sind höchst komplex, von Laien schwer zu durchschauen. Es hat eine Form von Entfremdung stattgefunden zwischen Menschen und Lebensmitteln, die selbstverantwortliches Handeln erschwert oder gar unmöglich macht. Das Recht auf »kulinarische Selbstbestimmung« ist demzufolge erheblich eingeschränkt angesichts der Komplexität moderner Nahrungsmittel, etwa einer Tiefkühlpizza, und der weitgehend undurchschaubaren Lieferkette.

Die »Herrschaft über Speise und Trank« hat das Individuum verloren, seine Autonomie und Selbstbestimmung ist in Zeiten industrieller Nahrungsproduktion in vordem nicht gekanntem Maße eingeschränkt, sagte der Frankfurter Rechtslehrer Professor Wolf Paul, der den Verlust der »kulinarischen Selbstbestimmung« beklagt: »Gefährdet sind die Freiheit des Geschmacks und der Lebensmittelwahl nach eigener Lust und eigenem Urteil.«

Bei einem Prozess vor dem Landgericht in München zum Beispiel, als es um die »Aromen« in Schokolade von Ritter Sport ging, musste das Publikum regelmäßig den Saal verlassen, wenn es um die Produktionsdetails der verwendeten Geschmacksstoffe ging. Ausschluss der Öffentlichkeit, wie sonst bei Vergewaltigungsprozessen, wenn die Opfer geschützt werden sollen. Hier sind es die Täter und ihre Geschäftsgeheimnisse. Sie werden geschützt. Niemand soll erfahren, was er eigentlich schluckt, nach dem Biss in die *Ritter Sport Voll-Nuss.*

Im Krieg ums Essen verschafft der Staat den Konzernen so auch einen Informationsvorsprung. Und die Konsumenten haben das Nachsehen. Der Staat formt den gesetzlichen Rahmen für die »giftige Umgebung«, wie die Wissenschaftler die Allgegenwart der Problemnahrung nennen (Toxic Environment). Und die Verbraucher sollen selbst dafür sorgen, dass sie sich da nichts holen – was allerdings immer schwerer wird, je weiter die Entfremdung zwischen den Menschen und ihrer Nahrung fortgeschritten ist, und sie gar nicht mehr wissen (dürfen), was sie da schlucken.

Wer dann aber zu den Problemprodukten aus dem Supermarkt greift, im Vertrauen darauf, dass sie schon »sicher« seien, kann böse Überraschungen erleben.

Denn es gibt ja nicht nur den Zucker. Es gibt noch ganz andere Zusätze in dieser industriellen Nahrungskette, vor denen schon Ärzte warnen, und doch sind sie völlig legal – und überraschend weit verbreitet.

Und plötzlich werden die eigenen Kinder vorzeitig zu Waisen.

2. Roter Knopf

Wider die Evolution: Warum das moderne Ernährungssystem krank macht

Ich hatte sie getroffen, als sie gerade in der Dialyse war, bei der Blutwäsche also, über Schläuche mit der Blutwaschmaschine verbunden. Sie erzählte mir, dass sie nächste Woche ihre Herz-OP habe.

Sie war damals 36 Jahre alt, Landschaftsgärtnerin, lebte am Bodensee und war Mutter von zwei Töchtern, 11 und 15 Jahre alt.

Natürlich hatte ich sie nach dem Grund für ihre Herzprobleme gefragt. Sie nannte diese Zusatzstoffe, die weit verbreitet sind, nicht nur in Coca-Cola, *in den Pommes von McDonald's, auch im Bordbistro der Deutschen Bahn und in den Flugzeugen von Eurowings. Bei ihr war es der Fertigcappuccino, den sie immer bei Lidl und Norma gekauft hatte.*

Ich hatte sie kennengelernt, weil ihr Arzt in einem Vortrag auf die Folgen dieser Zusatzstoffe hingewiesen hatte, vor denen mittlerweile Wissenschaftler in aller Welt warnen, auch im Deutschen Ärzteblatt. *Sie war darüber hinaus nieren- und zuckerkrank.*

Sie selbst wusste natürlich nichts von diesen Chemikalien, die niemand in der Küche stehen hat und auf keinem Wochenmarkt erhältlich sind, sagte sie mir im Dialysesaal – Chemikalien, die zwar von Natur aus beispielsweise auch in Käse enthalten sind, jetzt aber als Zusatzstoffe massenhaft verzehrt werden. Und die dafür sorgen können, dass das Herz verkalkt. Wie bei ihr. Oder dass, andererseits, Kalk aus den Knochen gelöst wird und Teen-

ager schon mit Knochenschwund ins Krankenhaus kommen wie sonst nur alte Omas.

Sie heißen: Phosphate. Es sind völlig legale Lebensmittelzusatzstoffe, von Forschern als »Signalmoleküle des Alterns« identifiziert, die dafür sorgen, dass Krankheiten schon früh im Leben auftauchen, die eigentlich erst spät im Alter vorgesehen sind.

Bei ihr war das allerdings ziemlich früh. Ein paar Jahre nachdem ich sie besucht hatte, fragten mich Fernsehkollegen vom ZDF nach Menschen, die Opfer von solchen chemischen Zusätzen geworden sind. Ich sprach ihren Arzt noch mal an, doch er teilte mir mit, die junge Frau sei leider verstorben.

Es ist eine völlig neue Form von Nahrung, mit der die Menschen heute konfrontiert sind. Und sie sind sich der Risiken nicht bewusst: Denn offiziell gelten sie ja als »sicher«, auch wenn Ärzte vor den Inhaltsstoffen warnen.

Dass diese Art von modernen Nahrungsmitteln der Gesundheit schadet, ist unter Medizinern unstrittig. Die sogenannte westliche Art der Ernährung gilt als Hauptursache für die sogenannten Zivilisationskrankheiten. Wissenschaftler haben die wesentlichen Elemente identifiziert, die krank machen, weil sie sich von der evolutionär an den Menschen angepassten Nahrung fundamental unterscheiden und auf vielfältige Weise die Körperabläufe stören. Es sind chemische Zusätze, es sind aber auch Problemstoffe, die es in traditionellen Lebensmitteln nicht gibt, die überhaupt erst im Verlauf der industriellen Produktionsprozesse entstehen.

Sie können auf das Gehirn einwirken, das Verhalten beeinflussen, die Emotionen, auch die Konzentrationsfähigkeit und Auffassungsgabe, und so die geistige Leistungsfähigkeit schwächen, zu Alzheimer führen oder zur Konzentrationsschwäche – zu ADHS (Aufmerksamkeitsdefizit-/Hyperaktivitätsstörung). Sie können das Immunsystem stören, Allergien und eine erhöhte Anfälligkeit für Krankheiten auslösen. Sie können auch wie Hormone wirken, die Geschlechtsentwicklung stören, aber auch die Gewichtsregulation und die Nahrungsverarbeitung im Körper. Sie können die Befehlsketten manipulieren, wie im Fall der Phosphate, zugleich die Knochen schwächen und die Verkalkung der Adern und sogar des Herzens verursachen. Sie können nicht nur dazu führen, dass Krankheiten früher und häufiger auftreten, sondern auch dazu beitragen, dass das Leben vorzeitig endet.

Auf Konservierungsstoffe, Geschmacksverstärker, Aromen, Farbstoffe hat die Evolution den Körper ebenso wenig vorbereitet wie auf überhöhte Mengen an Zucker und Salz – oder gar auf die neuen Risikostoffe durch die industrielle Verarbeitung.

Lange war das nicht aufgefallen, weil die Versorgungskette noch weithin auf traditioneller Nahrung beruhte. Doch das hat sich in vielen Ländern geändert. Und gleichzeitig sind die neuen Massenleiden entstanden – aufgrund der neuen Nahrungskette und der historisch neuen und für den Organismus unangemessenen Bestandteile.

»Die heutigen Ernährungssysteme sind gestört«, schrieb die Expertengruppe um WHO-Direktor Francesco Branca Anfang 2019 im *British Medical Journal*. Sie »liefern keine nahrhaften, sicheren, erschwinglichen und nachhaltigen Lebensmittel«. Im Gegenteil: Sie »untergraben« sogar die Bemühungen um eine gesunde Ernährung, »insbesondere für gefährdete und marginalisierte Bevölkerungsgruppen«.

Die alten Kategorien, die zumeist aus dem 19. Jahrhundert stammen, erfassen die neue Problemlage im 21. Jahrhundert nicht. Krankheitserreger, Kontaminanten, Verderb. Oder auch: Kaloriengehalt. Das sind die Kriterien von gestern. Selbst Zucker oder Fett sind heute nicht die zentralen Maßstäbe bei der Risikobewertung. Das wichtigste Maß bei der gesundheitlichen Bewertung der Nahrungsqualität ist der Grad der industriellen Verarbeitung. So sieht das jedenfalls eine neue Forschungsrichtung, die derzeit weltweit an Einfluss gewinnt. Sie ist zu der Erkenntnis gelangt: Je massiver die industriellen Manipulationen sind, desto größer ist das Gesundheitsrisiko.

Pionierarbeit bei diesem wissenschaftlichen Paradigmenwechsel leistete eine Gruppe brasilianischer Ernährungswissenschaftler um Professor Carlos Monteiro an der Universität von São Paulo: die NOVA-Gruppe. Dabei ist NOVA keine Abkürzung für irgendetwas, es erinnert allenfalls an die lateinische Bezeichnung für »neu« (novum). Und um neuartige Nahrung und ihre gesundheitlichen Folgen geht es der Gruppe in erster Linie.

Professor Monteiro und seine Kollegen haben ein differenziertes Klassifikationsschema entwickelt, mit dem die unterschiedlichen Typen von Nahrung je nach Gefährdungspotenzial eingeordnet werden können. Das Modell hat eine rasante Karriere gemacht, weltweit untersuchen Forscher an Universitäten und staatlichen Einrichtungen damit die Ernährungslage in vielen Ländern und die Zusammenhänge mit den großen »Seuchen«, den »Volkskrankheiten« von Alzheimer über Herzleiden und Krebs bis zur »Zuckerkrankheit« Diabetes.

Mittlerweile sind ihre Erkenntnisse weithin anerkannt, auch in internationalen Institutionen wie etwa der Weltgesundheitsorganisation (WHO), wo NOVA-Pionier Monteiro Mitglied der WHO Nutrition Guidance Expert Advisory Group ist, einer sachverständigen Beratungsgruppe zu Ernährungsfragen. Auch die Welternährungsorganisation FAO nutzt bereits die NOVA-Klassifikation. In insgesamt 79 Ländern mit mittlerem und höherem Einkommen haben Forscher das System angewandt.

Es ist das erste adäquate Modell zur Beurteilung der modernen Lebensmittelrisiken im 21. Jahrhundert und könnte die

Basis bilden für eine neue Lebensmittelpolitik, die auf die realen Gefährdungen abzielt.

»Der wichtigste Faktor bei der Betrachtung von Lebensmitteln, Ernährung und Volksgesundheit«, sagt Monteiro, »sind heute nicht mehr die Nährstoffe und nicht die Lebensmittel, sondern das, was mit den Lebensmitteln und den ursprünglich in ihnen enthaltenen Nährstoffen gemacht wird, bevor sie gekauft und verzehrt werden. Das heißt, es geht um die Lebensmittelverarbeitung – genauer gesagt, um Art, Umfang und Zweck der Verarbeitung – und um das, was mit Lebensmitteln und mit uns als Folge der Verarbeitung geschieht.«

Natürlich sind die Kategorien weiter wichtig, die bisher zur Beurteilung der »Sicherheit« von Lebensmitteln herangezogen wurden – Verschmutzungen, Verunreinigungen, Krankheitserreger wie Viren und Bakterien. Wichtiger aber bei der Beurteilung der Nahrungskette im 21. Jahrhundert ist der Grad der industriellen Verarbeitung.

Sie sei, sagt die NOVA-Gruppe, heute das Hauptelement des globalen Lebensmittelsystems und der entscheidende Faktor, um den Zusammenhang zwischen der Nahrungsaufnahme und dem Gesundheitszustand der Bevölkerung zu erklären.

Die NOVA-Gruppe hat den Begriff der »ultraverarbeiteten Nahrungsmittel« geprägt und als neuartige Basiskategorie zur Bewertung von Gesundheitsrisiken in der internationalen Forschung etabliert. Sie gehört zu einem differenzierten Klassifikationsschema, das die Forschergruppe um Professor Monteiro entwickelt hat und mit dem die unterschiedlichen Typen von Nahrung je nach Gefährdungspotenzial eingeordnet werden können.

Das neue Bewertungssystem wurde erstmals im Jahr 2009 in der Zeitschrift *Public Health Nutrition* vorgestellt und mittlerweile weiterentwickelt und verfeinert. Es umfasst vier Lebensmittelgruppen, die unterschiedlichen Verarbeitungsstufen entsprechen. Geplant ist eine bunte und deutlich lesbare Kennzeichnung auf der Vorderseite der Produkte.

Eine grüne 1 für ganz unverarbeitete Sachen, Obst, Eier, Fleisch.

Eine leuchtend gelbe 2 für leicht verarbeitete Lebensmittel wie Butter, Mehl, auch Honig, Zucker und Salz.

Stufe 3 bekommt die Farbe Orange, für Brot zum Beispiel, Marmelade, auch Wein und Bier.

Die 4 in Warnfarbe Rot ist reserviert für die wirklichen Problemprodukte, die »ultraverarbeiteten« Konzernerzeugnisse mit ihren katastrophalen Folgen für die Weltgesundheit: Fast Food, Fertiggerichte, Softdrinks, vorfabrizierter »Frucht«-Joghurt, Tiefkühlpizza, Cornflakes und Müslis aus dem Pappkarton, die Babynahrung aus industrieller Produktion, wie Gläschenbrei und Fläschchenmilch.

Für die NOVA-Forscher ist vor allem die Differenzierung wichtig. Denn nicht jedes Industrieprodukt ist ein Problemprodukt. »Lebensmittelverarbeitung als solche ist kein Problem«, sagt Professor Monteiro. Die meisten Lebensmittel sind in irgendeiner Weise verarbeitet, schließlich wird auch Olivenöl oder Senf oder sogar Mehl industriell hergestellt, ist aber für die Gesundheit völlig unproblematisch oder sogar förderlich.

Als gesundheitlich problematisch gilt vor allem die vierte Gruppe, die ultraverarbeiteten Nahrungsmittel. Dazu gehören, ich wiederhole, der sogenannte Fruchtjoghurt, das Fertigmüsli aus dem Pappkarton, die Tiefkühlpizza, die ganzen Kinderprodukte, angefangen vom Brei aus dem Gläschen bis zum Obst aus dem Quetschbeutel, natürlich Fast Food sowie Softdrinks, ebenso das Pulver für den Fertigcappuccino.

Die »hohe und zunehmende globale Belastung durch Fettleibigkeit und andere ernährungsbedingte chronische, nicht übertragbare Krankheiten« sei vor allem eine Folge der Verdrängung von unverarbeiteten oder minimal verarbeiteten Lebensmitteln und frisch zubereiteten Gerichten und Mahlzeiten durch solche ultraverarbeiteten Lebensmittel und Getränkeprodukte, sagen die NOVA-Forscher.

Wie sich die beiden Varianten von Essen auf den menschlichen Organismus im direkten Vergleich auswirken, zeigte im Jahr 2019 sehr eindrucksvoll eine Studie der US-amerikanischen Nationalen Gesundheitsinstitute auf Basis der NOVA-Kategorien.

20 Versuchsteilnehmer, alle um die 30 Jahre alt, wurden dafür vier Wochen stationär in Kliniken aufgenommen. Zwei Wochen lang bekamen die einen echtes, frisch zubereitetes Essen und die anderen eine ultraverarbeitete Diät, bei der 83 Prozent der Kalorien aus einschlägigen Fertigprodukten stammten. Anschließend wurde getauscht.

Wichtigstes Ergebnis: Obwohl beide Varianten gleich viel Kalorien enthielten, nahmen die Versuchspersonen bei der Ultraernährung durchschnittlich 508 Kalorien mehr auf, und zwar jeden Tag. Sie nahmen folglich auch zu: in den zwei Ultra-Wochen zwischen 600 Gramm und 1,2 Kilo – und exakt so viel nahmen sie auch wieder ab, sobald sie echtes Essen bekamen. Ein echtes Diätwunder. Der Versuch zeigte auch, wie überlegen das neue Paradigma ist im Vergleich zu den bisherigen Bewertungsmaßstäben, etwa den Kalorien: Die spielten offenkundig überhaupt keine Rolle. Erst die industrielle Verarbeitung führte dazu, dass bei gleicher Kalorienmenge in der Nahrung mehr aufgenommen wird.

Auch bei vielen Krankheiten zeigten Studien die Effekte der Ultraprodukte: etwa bei Bluthochdruck, bei Herz-Kreislauf-Leiden, auch bei Magen-Darm-Erkrankungen und sogar bei Depressionen.

Selbst bei Krebs kann die ultraverarbeitete Nahrung eine Rolle spielen. Das zeigte eine Studie, die 2018 im *British Medical Journal* erschienen ist. Die Gruppe von Wissenschaftlern um den Epidemiologen Thibault Fiolet von der Pariser Sorbonne, darunter auch der brasilianische NOVA-Pionier Monteiro und viele andere Kollegen, hatten dafür die Daten der französischen NutriNet-Santé-Studie durchforstet.

Ergebnis: Je mehr die Menschen von den einschlägigen Industrieprodukten verzehrten, desto mehr stieg ihr Krebsrisiko – und zwar überproportional. Wenn der Anteil von solchen Produkten also um beispielsweise 10 Prozent stieg, dann stieg das Krebsrisiko noch höher.

Aber weshalb wird diese Art von Nahrung zum Risiko? Verantwortlich ist eine ganze Reihe von Faktoren, die solche Ultraprodukte von echten, traditionellen Lebensmitteln unterscheiden, wie einschlägige Untersuchungen nachgewiesen haben:

- Sie enthalten übermäßig viel Zucker und ungesunde Fette, auch industriell produzierte Vitamine.
- Sie enthalten zu wenig Ballaststoffe, natürliche Vitamine, gute Fette.
- Sie enthalten Stoffe zur Geschmacksmanipulation, die den Kontrollsinn des Körpers ausschalten oder austricksen, etwa Aromen oder auch Geschmacksverstärker.
- Sie enthalten zahlreiche Zusatzstoffe, die etwa das Immunsystem beeinträchtigen können.
- Sie enthalten im Übermaß ungesunde Stoffe, die während der Produktion entstehen, wie etwa die sogenannten Advanced Glycation End Products (AGEs), die das Alter beschleunigen können.
- Sie können auch krebserregende »Prozesskontaminanten« enthalten, also Schadstoffe, die nicht aus Versehen hineingeraten, sondern aufgrund des industriellen Herstellungsprozesses.

Solche Elemente, die es im bisherigen Verlauf der Evolution nicht gegeben hat, identifiziert der Körper als Bedrohung, und er reagiert mit seinem evolutionär entwickelten Alarmplan für Störungen aller Art. Bei Kontakt mit dieser modernen Nahrung drückt er sozusagen auf den roten Knopf – und aktiviert seine Abwehr. Das fanden Forscher der Universität Bonn heraus. »Die Inhaltsstoffe der modernen Lebensmittel«, sagt Professor Eicke Latz, »können das Immunsystem aktivieren wie ein Erreger und eine langfristige Reaktion hervorrufen, die dann selbst wieder toxische Effekte hat.« Das hatte er gemeinsam mit einer internationalen Forschergruppe nachgewiesen, an der auch Wissenschaftler aus Norwegen, den Niederlanden und den USA mitgewirkt haben. Ihre Untersuchung erschien 2018 im renommierten Wissenschaftsmagazin *Cell*.

Weil die Bedrohung jetzt aber eine dauerhafte ist, da die neuartigen Krankheitserreger die Nahrungskette durchsetzt haben und täglich auf den Körper einprasseln, befindet er sich permanent im Kriegszustand. Er wirft zum Beispiel unablässig Brandbomben gegen die Angreifer und verwüstet damit sozusagen sein eigenes Territorium. Solche Abwehraktionen nennen die Mediziner Entzündungen – und dauerhafte Entzündungen, daran erinnern die Wissenschaftler um den Bonner Professor Latz, sind praktisch bei allen sogenannten Zivilisationskrankheiten beteiligt.

Auch bei Krebs spielen diese Entzündungen eine Rolle, wie Anfang 2018 Harvard-Forscher um Fred K. Tabung nach Auswertung der Daten von 120 000 Testpersonen berichteten. Die Probanden wurden über 26 Jahre beobachtet und berichteten in dieser Zeit über ihre Ernährungsgewohnheiten. Und manche von ihnen bekamen dann nach und nach Darmkrebs – 2700 Probanden, um genau zu sein.

Und: Je mehr sie von entzündungsauslösenden Nahrungsmitteln zu sich nahmen, umso höher war ihr Krebsrisiko. Um bis zu 44 Prozent bei den Männern, um 22 Prozent bei den Frauen.

Bei traditioneller Ernährung, etwa der berühmten mediterranen Ernährung, treten diese Entzündungen übrigens kaum auf. Das hatten diverse Studien gezeigt.

Das Besondere dieser neuen Art von Bedrohung: Die Gefahren entstammen nicht irrtümlicher oder zufälliger Kontamination, mit Schadstoffen oder Krankheitserregern. Sie sind ein integraler Bestandteil der Produktion.

Beispielsweise von *Nutella*. So schlug die Europäische Lebensmittelsicherheitsbehörde EFSA Anfang 2017 Alarm. Sie hatte neuartige Problemstoffe identifiziert, mit komplizierten Namen wie GE (Glycidyl-Fettsäureester) sowie 2-MCPD und 3-MCPD (2- und 3-Monochlorpropandiol).

Sie finden sich nicht nur in *Nutella,* sondern auch in Margarinen sowie Backwaren, Kuchen und in der Babymilch aus dem Fläschchen, weshalb die Vorsitzende des zuständigen EFSA-Gremiums, die norwegische Lebensmittelsicherheitsexpertin Helle Knutsen, bei der Bekanntgabe selbst ganz erschrocken wirkte: Die Gefährdung »von Säuglingen, die ausschließlich Säuglingsanfangsnahrung zu sich nehmen«, sei »besonders besorgniserregend«. Aber auch die Mengen an krebserregenden Substanzen, die größere Kinder und Jugendliche aufnehmen, überstiegen die Toleranzgrenze und seien »potenziell gesundheitsbedenklich«.

Auch die Verbraucherzentrale Bayern hatte bei einem im Sommer 2019 veröffentlichten »Marktcheck« vor allem bei Kinderprodukten, Süßigkeiten und Snacks besorgniserregend hohe Gehalte an diesen Problemstoffen kritisiert, etwa bei Schokoladeprodukten wie *Ritter Sport Joghurt* oder der *Prinzenrolle* von DeBeukelaer, und darauf hingewiesen, dass »insbesondere bei Kindern ein Risiko besteht, in erhöhtem Maß« solche Schadstoffe aufzunehmen.

Woher aber kommen diese neuen Krebserreger? Sie werden durch die industrielle Herstellung überhaupt erst geschaffen. Es sind, laut EFSA, Prozesskontaminanten (in der Fachsprache: neo-formed contaminants, kurz NFC), neu geschaffene Kontaminanten also, die in der Fabrik durch die Erhitzung etwa von Palmöl auf über 200 Grad entstehen.

Erhitzen ist, zum Beispiel beim Kochen, ganz normal. Aber in den Food-Fabriken muss ja, anders als beim echten Essen zu Hause, praktisch alles erhitzt, alles haltbar gemacht werden. Dabei entstehen auch noch ganz andere Problemstoffe, die jetzt zunehmend Beachtung finden, die bereits erwähnten AGEs, auf Deutsch etwa: fortgeschrittene Verzuckerungsendprodukte.

Die AGEs sind eigentlich ganz hilfreich; sie können Reparaturmaßnahmen auslösen, aber sie können auch zu dauerhaften Entzündungen führen. Sie können das Gehirn schneller altern lassen, die Sehkraft mindern, ja sogar zu Falten führen. Die Verzuckerung zerstört das sogenannte Kollagen, den Stoff, der die Haut strafft.

Die AGEs bilden sich auch im Körper selbst, mit zunehmendem Alter – und umso mehr, je mehr Zucker in der Nahrung ist. Und wenn der Zucker das neue Grundnahrungsmittel ist, natürlich in alarmierendem Maße.

Die Stoffe entstehen in geringerem Ausmaß auch beim normalen Kochen. Zum Beispiel, wenn ein Hähnchen gegrillt oder ein Schnitzel gebraten wird (für Chemie-Freaks: Es geht um die sogenannte Maillard-Reaktion, bei der Zucker mit Eiweiß reagiert). In der modernen ultraverarbeiteten Nahrung aber sind diese Altersbeschleuniger allgegenwärtig.

Sie stecken nicht nur in der Cola, sondern auch, wie eigens in Auftrag gegebene Laboruntersuchungen zeigten, im Cappuccino und sogar im Smoothie von Starbucks und auch anderen vermeintlich gesunden Produkten wie dem *Bio-Apfelsaft* von Lidl und dem Orangensaft *Hohes C* – sogar im Brei aus dem Gläschen und anderen Produkten für Kinder.

Besonders beeindruckende Werte weisen die massenhaft verkauften Fast-Food-Produkte auf: Hamburger, Pommes, *Chicken McNuggets* sind wahre AGE-Bomben. McDonald's: ein AGE-Paradies. Auch Kartoffelchips oder Kellogg's-Produkte wie die *Rice Krispies.* Und die Pizza in der beliebten Tiefkühlversion.

So hat die Transformation der Versorgungskette ganz unmittelbare Folgen für die Zusammensetzung der individuellen Nahrung, ja sogar des eigenen Körpers.

Mit der industriellen Produktion kamen zum ersten Mal in der Menschheitsgeschichte völlig neue Maximen und Ziele ins Spiel, die nicht den Bedürfnissen der Konsumenten entsprechen, sondern der Produzenten und ihrer Fabriken. Sie dienen zur Erleichterung der Produktion und dazu, die Erzeugnisse billig und haltbar zu machen. Das erscheint vordergründig als Erfüllung eines menschlichen Bedürfnisses – hat aber in der industriellen Umsetzung herbe gesundheitliche Nachteile zur Folge.

Bei der Herstellung von Margarine zum Beispiel musste flüssiges Öl durch ein spezielles Verfahren der Härtung schnittfest gemacht werden. Und dabei entstehen neuartige, gesundheitlich problematische Fette, industriell hergestellte »Transfette« – die ersten Zutaten, die es in der Natur gar nicht gibt. Mittlerweile werden sie nicht nur von Margarineproduzenten eingesetzt, sondern auch von Backkonzernen und Fast-Food-Ketten. Sie sind auf dem Etikett als »gehärtete Fette« oder »Fette, z. T. gehärtet« erkennbar. Nach einer Schweizer Studie enthalten vor allem Blätterteiggebäck, Waffeln, Kekse und Fettpasten aus Pflanzenöl diese ungesunden Transfettsäuren.

Diese Designerfette können dick machen, Diabetes fördern, zu Wachstumsstörungen im Kindesalter führen und das Risiko für Prostata-, Darm- und Brustkrebs steigern. Sie stehen auch im Verdacht bei der Alzheimerkrankheit und bei Herzleiden.

In vielen Ländern ist ihre Verwendung gesetzlich eingeschränkt. In Deutschland gibt es hingegen nach offizieller Lesart kein Transfett-Problem, obwohl etwa die deutsche Stiftung Warentest immer wieder auf die ungesunden Fette stößt, in industriellem Kartoffelpüreepulver, auch in Pommes frites.

Zu den wichtigsten Risikostoffen in der neuen industriell dominierten Nahrungskette gehören sicher die zahlreichen Chemikalien, die gezielt eingesetzt werden, um die Produkte billiger und haltbar zu machen. Etwa die Aromastoffe, die den Körper in die Irre führen, ihn täuschen über die wahre Beschaffenheit der Nahrungsmittel und so beispielsweise zu Übergewicht führen. Das hatte die zuständige Lobbyvereinigung sogar schon 1996 eingeräumt, in einem Informationsblatt für die interessierte Öffentlichkeit. Überschrift:

AROMEN –
FRAGEN UND ANTWORTEN.

Die letzte Frage lautete: »Sind Aromen gesundheitsschädlich?« Und die Antwort: »Aromen sind nicht gesundheitsschädlich.« Schließlich seien »Gesundheitsschäden, die auf dem Verzehr aromatisierter Lebensmittel beruhen, bisher nicht bekannt geworden – sieht man vom Übergewicht ab«.

Übergewicht: mittlerweile ein Problem von globalem Ausmaß, ein Problem, das es in der Natur nicht gibt. Es gibt keine dicken Gazellen, keine Adler mit Wampe, keine pummeligen Löwen.

Die Irreführung durch solche Geschmacks-Chemikalien ist also nicht nur moralisch fragwürdig, kulinarisch verwerflich, sondern auch von medizinischer Relevanz.

Es kann also von existenzieller Bedeutung sein, diese Art von riskanter Problemnahrung zu identifizieren. Oft genügt ein Blick auf die Zutatenliste: Sobald dort Aroma steht, ist etwas faul. Und dieses industrielle Aroma gehört zu den Basissubstanzen der industriellen Problemnahrung.

Schwerer zu identifizieren sind natürlich die übrigen Schadstoffe, die mit dem industriellen Produktionsprozess entstehen.

Es geht natürlich auch einfacher. Denn die NOVA-Forscher nennen auch die Namen von »zehn riesigen transnationalen, ultraverarbeitenden Lebensmittelkonzernen«, die so etwas herstellen. Sie lauten: Nestlé, PepsiCo, Unilever, Mondelēz International, Coca-Cola, Mars, Danone, Associated British Foods, General Mills, Kellogg's.

Wenn also auf einer Packung solch ein Name steht, ist die Gefahr groß, dass es sich um ein Produkt handelt, das zu »vermeiden« ist. So sehen es jedenfalls die brasilianischen Guidelines auf Basis der NOVA-Klassifikation vor *(»Avoid ultra-processed foods«)*. Aber es gibt natürlich auch noch andere Hersteller, die all die Mittel aus der Hexenküche der Chemie einsetzen, auf die die NOVA-Forscher hinweisen, etwa im April 2019 in der Zeitschrift *Public Health Nutrition* (Titel: *Ultra-processed Foods: What They Are and How to Identify Them*). Als Alarmsignal können etwa Zusätze gelten, die »nie oder selten in Küchen verwendet werden«, also so etwas wie Maissirup, auch hydrierte oder umgeesterte Öle, ebenso hydrolysierte Proteine oder all die anderen Zusatzstoffe, die beim herkömmlichen Kochen niemals zum Einsatz kommen, etwa Emulgatoren, Emulgatorsalze, Süßungsmittel, Verdickungsmittel und Antischaum-, Füll-, Karbonisierungs-, Schaum-, Gelier- und Glasurmittel.

Und natürlich die Phosphate, vor denen das *Deutsche Ärzteblatt* schon 2012 gewarnt hatte unter dem Titel *Gesundheitsrisiko durch Phosphatzusätze in Nahrungsmitteln*. Oder ein Jahr später auch die Europäische Lebensmittelsicherheitsbehörde EFSA in einer Einschätzung für die Europäische Kommission, in der sie über ein »erhöhtes Risiko für Herz-Kreislauf-Erkrankungen und Gesamtmortalität« berichtet, also vorzeitiges Ableben.

Politische Konsequenzen: null.

Es waren diese Zusätze, die bei jener jungen Landschaftsgärtnerin vom Bodensee zur Herz-OP geführt hatten. Und sie sind ein eindrucksvolles Beispiel für die Allgegenwart von Problemstoffen in der modernen Nahrungskette.

Sie stecken schon in der Babymilch von Hipp, Alete, Milupa, in der Wurst vom Metzger, im Schinken von Herta. In den *Ritz Crackers* und in *Coca-Cola*. Sie finden sich im Brötchen von McDonald's, im Cheeseburger, den *Chicken McNuggets*, sogar in den Pommes frites. Auch in der Currywurst, die es im Bordbistro der Deutschen Bahn gibt, sind sie drin und im *Warmen Schinken-Käse-Baguette*.

Bei der jungen Frau vom Bodensee steckten sie in dem Fertigcappuccino, den sie immer bei Lidl, Norma oder Netto gekauft hatte. Auch der *Nescafé-Cappuccino* ist damit belastet, und der von Jacobs. Die Pasta in Pilzsauce von Edeka enthält Phosphat, die Original Wagner Tiefkühlpizza *Die Backfrische Speciale* und die *Pizza Tradizionale Salame* von Dr. Oetker.

Der Supermarkt: voller Phosphat. Es beginnt schon beim Frühstück, mit den *Fitness Cerealien* von Nestlé oder dem *Nesquik Knusper-Frühstück Schokolade*. Es geht weiter mit der Wurst auf dem Vesperbrot, dem *Schinken Spicker* von der Rügenwalder Mühle beispielsweise, dem *Saftschinken* von Herta und den *Bruzzler Minis Geflügelwürstchen* vom Federviehgiganten Wiesenhof. Sogar bei scheinbar gesunden Gerichten wie *Knorr activ Bunte Spiralnudeln in Kräuter-Sauce* oder vermeintlich Traditionellem wie den *Schwäbischen Käse-Spätzle* von Maggi. Wer abends knabbert, bekommt dann noch eine

Late-Night-Dosis, etwa in den *Ritz-Crackers.* Oder den selbst gebackenen *Schoko Muffins Glutenfrei* aus der Backmischung von Rewe.

Sogar wer seiner Gesundheit Gutes tun will, nähert sich damit womöglich nur der Herz-OP: So ist Phosphat im *Doppelherz aktiv A-Z Langzeit-Vitamine Depot* der mengenmäßig wichtigste Inhaltsstoff – mit stolzen 32 Gramm pro 100 Gramm. Da wird aus dem Doppelherz schnell ein halbes Herz.

Viele kommen mit ihnen schon früh in Kontakt. Genauer: ab Stunde null. Jedenfalls die, die statt der Milch von Mama zum Beispiel das Fläschchen bekommen, mit Babymilch von der Firma Humana: Deren *Anfangsmilch Pre von Geburt an* enthält Calciumortophosphate.

Die verdächtigen Stoffe stecken auch in Milupas *Milumil Anfangsmilch Pre von Geburt an* und in einer ganzen Reihe von Produkten aus dem Hause Hipp, etwa der *Kindermilch Combiotik.* Auch Konkurrent Nestlé arbeitet mit den suspekten Substanzen. So bei der *Beba Comfort Von Geburt an.* Sogar für die teure *Aptamil*-Pulvermilch greift Hersteller Milupa ins Phosphatfass. Später geht's dann gerade so weiter mit dem Kalziumräuber. Phosphate stecken auch in Ferreros berühmt-berüchtigter *Milch-Schnitte,* sogar in vermeintlich Gesundem wie Nestlés *Cornflakes Gluten Free,* dem Ovomaltine *Crisp Müsli Knusper Müsligenuss* und selbst in Industrieklassikern wie dem Leibniz *Butterkeks Das Original* oder dem Maggi *Kartoffel Püree Das Lockere.* Sogar bei Ikea, in der Sahnesoße zu den legendären Fleischbällchen, die viele Kinder lieben, schon wegen ihres schönen Namens: *Köttbullar.*

Häufig kriegen die Eltern gar nichts davon mit. In der Kita beispielsweise, wenn das Essen vom sympathischen Cateringkonzern Apetito kommt und damit die Phosphate in diversen Pfannkuchen, etwa mit der Bestell-Nummer 32553: *Pflaumenpfannkuchen.* Aber auch dem *Fisch im Backteig vom Alaska-See-*

lachs (Nummer 56491). Oder der Nummer 56487: *Fischnuggets vom Alaska-Seelachs im Backteig*. Und dem *Omelette Bauernschmaus* (32552).

Klar: Es gibt auch im echten Essen Phosphate. Aber dem *Deutsche Ärzteblatt* zufolge nicht so viel: »Der Phosphatgehalt industriell verarbeiteter Nahrungsmittel ist wesentlich höher als in natürlichen Lebensmitteln«, und so hat sich die tägliche Aufnahme seit den 1990er-Jahren »mehr als verdoppelt«. Und diese zugesetzte Dosis nimmt der Körper auch »effektiver« auf, die Folge sei eine »deutlich messbare Erhöhung« des Phosphatspiegels.

Die Europäische Union kennt die Probleme genau. Aber leider sei es schwer, betonte die Lebensmittelsicherheitsbehörde EFSA schon 2013, »kausale Schlussfolgerungen« zu ziehen zwischen Phosphatzusätzen und möglicherweise tödlichen Herzschäden. Und so geschieht einfach gar nichts zum Schutz der Kinder und der Menschen in Europa. Weil die Politik festhält an ihrem veralteten Risikobegriff und einem überholten Konzept der »Lebensmittelsicherheit«, das nur auf die klassischen Krankheitserreger zielt, nicht aber auf die Gefahren, die ansteigen mit dem Grad der industriellen Verarbeitung.

Wenn aber in Ländern wie Deutschland oder Großbritannien schon die Hälfte aller verzehrten Nahrungsmittel als neuartige Krankheitserreger eingestuft werden müssen und in den USA schon sechs von zehn Bissen als gesundheitsgefährdend gelten, dann müsste das eigentlich nicht nur die Körperabwehr alarmieren, sondern auch die Politik. Zumal die Folgen unübersehbar sind, die Krankenhäuser voller Opfer der neuen Seuchen.

Solche Epidemien sollten Alarmsignale sein, meint Ultra-Pionier Professor Monteiro und zitiert dabei Rudolf Virchow (1821–1902), den deutschen Arzt und Vorkämpfer einer gesundheitlichen Präventionspolitik, der Epidemien als Warnzeichen betrachtete, über Fehlentwicklungen in der Gesellschaft: »Epidemien gleichen großen Warnungstafeln, an denen der Staatsmann von großem Styl lesen kann, dass in dem Entwicklungsgange seines Volkes eine Störung eingetreten ist, welche selbst eine sorglose Politik nicht länger übersehen darf.«

Eigentlich herrscht da Handlungsbedarf für den »Staatsmann«, der heute natürlich auch eine Frau sein kann.

Das Perfide ist nur: Gerade bei dieser Epidemie – der größten in der Moderne – spielt die Politik seit Langem eine höchst unrühmliche Rolle. Sie hat den wichtigsten modernen Krankheitserreger nicht etwa bekämpft oder gar gestoppt, sondern geradezu gefördert. Mit ebenso großem wie fragwürdigem Erfolg.

3. Süße Droge

Staatlich gefördert: Die sozioökonomische Schadensbilanz des Zuckers

Am Anfang hatte ich mich noch gewundert, habe dann aber irgendwann gemerkt, dass die Politik und die Zuckerindustrie offenbar ganz selbstverständlich irgendwie zusammengehören. Einmal war ich nach Berlin eingeladen worden, ins Verbraucherschutzministerium; ich hatte über moderne Nahrungszusätze geschrieben, und das war dort auf Interesse gestoßen. Anwesend war, neben den Ministeriumsleuten auch eine Vertreterin von Südzucker. Ihre Anwesenheit wurde erst gar nicht weiter begründet, offenbar gehört die Zuckerlobby einfach zum Inventar in der Politik.

Ein andermal war ich in London, sozusagen beim staatlichen Arm der internationalen Zuckerförderung, der International Sugar Organisation (ISO) – eigentlich eine eher unbekannte Institution, mir jedenfalls war sie kein Begriff. Doch an höherer Stelle kennt man sich offenbar, denn im Büro des Chefs, eines wohlbeleibten Deutschen, hing das Porträt eines früheren Bundeskanzlers an der Wand, mit persönlicher Widmung für den Zuckerbaron. Nach London war ich gefahren, weil die Stadt ihren Reichtum dem Zucker verdankt – weil sie gewissermaßen »auf Zucker gebaut« ist, wie ein Kritiker es formulierte. Und folgerichtig hat auch die Internationale der staatlichen Zuckerförderung ihren Sitz in dieser traditionsreichen Stadt.

Und schließlich war ich auch in Peking, bei einer Konferenz der Vereinten Nationen. Es tagte sozusagen die Weltregierung in Sachen Lebensmittel; es ging um Regeln und Vorschriften, die weltweit für Nahrungszusätze gelten sollten. In einer Verhandlungspause ging ich zur deutschen Delegation, von vier Stühlen an dem Tisch war noch einer besetzt. Ich stellte mich dem Herrn vor, er gab mir seine Visitenkarte, worauf stand: SÜDZUCKER. Verwundert bemerkte ich: »Oh, vertritt jetzt Südzucker die Bundesrepublik Deutschland bei den Vereinten Nationen?« Mittlerweile weiß ich, dass es einfach der gängigen Politik entspricht, wenn in der offiziellen Delegation der Bundesrepublik Deutschland auch ein Vertreter des ungesündesten Nahrungszusatzes sitzt, den die Welt kennt.

Beim Krieg ums Essen ist der Zucker bisher ganz ohne Zweifel der große Gewinner. Denn er hat die Macht auf seiner Seite. Und so ist er vielleicht ein schönes Beispiel für eine verkehrte, aber sehr erfolgreiche Lebensmittelpolitik, mit fatalen Folgen für die Gesundheit der Konsumenten, auch für die Steuerzahler und die Krankenkassenmitglieder. Kurz: für alle, die die Folgen tragen müssen.

Wenn der Zucker als Nahrungszusatz heute neu auf den Markt käme, dann würde er bestimmt keine Zulassung bekommen, sagen Kritiker. Wenn es einen Beipackzettel gäbe, dann stünde da eine lange Liste möglicher Risiken und Nebenwirkungen, von Alzheimer über Allergien, Herzleiden, Hyperaktivität bis zu Krebs und Diabetes, der »Zuckerkrankheit«. Bei jeder großen Zivilisationskrankheit steht der Zucker unter Verdacht. Und natürlich gilt er vielen als Dickmacher Nummer eins.

Der Zucker ist das prominenteste Beispiel, wie ausgerechnet das Ungesunde politisch besonders gefördert wurde – und immer noch wird.

Früher waren es Kaiser und Könige, danach die Politiker, Parteien, Parlamentarier in aller Welt, die sich für den Zucker starkmachten. Wobei sie sich in Deutschland und überhaupt in ganz Europa für eine Doppelstrategie entschieden haben: Einerseits fördern sie weiter Herstellung, Verkauf und Verzehr jenes Produkts, das mittlerweile als der größte bekannte Schadstoff in der weltweiten Nahrungskette erkannt ist. Andererseits unterstützen sie auch den Kampf gegen Folgen, vor allem die Forschung.

So sind alle beteiligten Lobbygruppen ruhiggestellt, von den Agrariern über die Zuckerverwender, die Softdrink-Konzerne bis zur sogenannten Gesundheitswirtschaft, den Pharmakonzernen und den Professoren. Alle können zufrieden sein und profitieren auf je eigene Weise weiter vom Zucker. Und die Politik hat keinen Ärger, jedenfalls fürs Erste.

Nur für die Konsumenten ist das nicht so erfreulich, denn viele leiden unter den einschlägigen Folgen: Übergewicht und diverse Krankheiten. Und (fast) alle müssen auch noch für die Kosten aufkommen.

Der »exzessive Zuckerkonsum« kostet allein in Deutschland acht Milliarden Euro pro Jahr, errechnete eine Forschergruppe der Universität Halle-Wittenberg im Jahr 2015.

Andere kommen noch auf ganz andere Summen: 30 bis 40 Prozent der US-amerikanischen Gesundheitsausgaben könnten allein dem Zuckerkonsum zugerechnet werden, meint eine Studie der schweizerischen Großbank Credit Suisse mit dem Titel *Sugar Consumption at a Crossroads.* Das bedeutet: eine Billion Dollar im Jahr.

Und das sind nur die unmittelbaren Folgen. Gemäß einer Analyse von Morgan Stanley, dem New Yorker Finanzkonzern mit einem weltweiten Jahresumsatz von 40 Milliarden Dollar (36 Milliarden Euro), hat der Zuckerkonsum sogar langfristige Auswirkungen auf die Ökonomien der betroffenen Länder. Denn es geht ja nicht nur um die Behandlungskosten, die Arbeitsausfälle und Rentenfragen. Es geht auch um die Leistungsfähigkeit einer kranken Gesellschaft und um ihre Zukunftsfähigkeit. Die Studie hat das Zuckerthema, das in Medien und Öffentlichkeit eher als Privatangelegenheit betrachtet wird, in die politische Sphäre zurückgeholt.

Die Autorinnen Elga Bartsch, Carmen Nuzzo und Jessica Alsford warnen vor den massiven weltweiten wirtschaftlichen Folgen des Zuckerkonsums, wobei sie durchaus einräumen, der letzte Beweis dafür, dass Zucker »allein« zu Übergewicht und Diabetes führt, sei noch nicht erbracht. Aber: »Zucker wird zunehmend zum wichtigsten Verantwortlichen für die wachsende Epidemie von Fettleibigkeit und Diabetes.« Das ist ihnen zufolge »Konsens« im globalen Kreis der Experten.

Tatsächlich steht das weiße Pulver bei vielen der Krankheiten im Verdacht, die sich jetzt zu weltweiten Epidemien entwickeln – etwa bei den Herzkrankheiten, bei denen die Fachleute ja vor allem die Blutfette als Bösewichte im Blick hatten, in erster Linie das Cholesterin. Doch jetzt zeigt sich, dass dies ein sorgsam orchestriertes Ablenkungsmanöver vom wahren Schuldigen war: dem Zucker. Auch beim Krebs, dem »König der Krankheiten«, gilt der Zucker als Mitverursacher. Denn Krebszellen lieben Zucker und vermehren sich besonders eifrig, wenn sie viel davon bekommen.

Oder Diabetes. Lange hatten es die Experten bestritten; mittlerweile ist es jedoch weithin akzeptiert, dass es sich tatsächlich um eine Zuckerkrankheit handelt. Und Morbus Alzheimer, den Hirnschwund, halten sogar manche Fachleute nur für eine Variante davon.

Zucker erhöht auch das Risiko für diverse andere Leiden wie etwa das Zappelphilipp-Syndrom ADHS. Oder die sogenannte nichtalkoholische Fettlebererkrankung (Steatosis hepatis), die schon als neue Volkskrankheit gilt. Weltweit sollen 20 bis 49 Prozent der Bevölkerung daran leiden.

Eine ganz zentrale Rolle spielt der Zucker beim weltweit grassierenden Übergewicht, denn über das »Masthormon« Insulin beeinflusst er die Gewichtsregulation. Wenn viel Zucker im Spiel ist, steigt das Gewicht. Und Übergewicht ist ja in der Tat eines der zentralen Probleme der Weltgemeinschaft im 21. Jahrhundert.

Dabei muss es keineswegs gleich eine Krankheit sein, wenn jemand ein paar Kilos mehr mit sich herumträgt. In manchen Weltgegenden waren die Menschen schon immer dick. Es war ein Schönheitsideal, sogar ein sinnvolles – etwa im kleinen Südsee-Königreich Tonga. Denn dort gibt es alles, was das Herz begehrt: Mangos, Ananas, Kokosnüsse in Hülle und Fülle. Es gibt Hühnchen und Schweine, Fische und Meeresfrüchte: Gaben des Himmels, die nach Meinung der Bevölkerung möglichst in großen Mengen zu verzehren sind – denn ein Hurrikan könnte schon morgen alles von der Insel fegen. »Früher«, sagte Dr. Malakai Ake, Arzt und Diabetesexperte im Hospital der Inselhauptstadt Nuku'alofa, »war es ein Vorteil, dick zu sein. Früher gab es einerseits Überfluss, andererseits Hunger. Erst gab es zu viel, dann wieder zu wenig. Dann lebten sie von ihrem Fett. Damals war es ein Makel, dünn zu sein. Denn die Dünnen starben in den Zeiten des Mangels.«

Das Schönheitsideal der Südseeinsulaner entsprach also einem Überlebenskonzept. »Damals war es ein gesundes Übergewicht«, meinte Ake. »Sie hatten keinen Bluthochdruck, sie hatten keinen Herzinfarkt. Früher aßen die Menschen nur Obst und Gemüse, allenfalls Fisch; und Fleisch gab es nur sonntags.«

Heute sei das anders: »Sie essen das Falsche und trinken das Falsche. Heute gibt es kein gesundes Übergewicht mehr.«

Nicht nur in der Südsee ist das so, sondern überall auf der Welt. Denn heute verursachen, wie die Morgan-Stanley-Studie bilanziert, »Übergewicht und Adipositas bereits mehr Todesfälle als Untergewicht«.

Und das liegt in der Tat vor allem am Zucker und seinen Auswirkungen im Körper. Denn der menschliche Organismus ist von der Evolution darauf nicht vorbereitet worden. Die Natur kennt keinen puren Zucker. Sie kennt ihn nur gut verpackt in Obst, in Früchten. Damit kann der Körper umgehen; so etwas mag er, auch wegen der vielen Nährstoffe. Er nimmt Süße als Signal für eine erfreuliche Dosis an Gutem und aktiviert seine Programme, um all das aufzunehmen und zu verarbeiten.

Doch wenn der Zucker pur kommt und in Massen, dann läuft alles aus dem Ruder. Die Mediziner nennen das: Stoffwechselstörung (metabolisches Syndrom). Dabei geht es oft nur um einen Stoff: dieses weiße Pulver.

Man stelle sich einen Science-Fiction-Film vor, in dem eine Organisation eine Substanz in die Welt setzt, die zu phänomenalen Veränderungen bei Milliarden von Menschen auf diesem Planeten führt. Im Zeitraffer ist zu sehen, wie sich die Körper der Menschen in den Fußgängerzonen der Metropolen ausdehnen; wie aufgeblasen wirken sie und scheinen fast zu platzen.

In den Häusern hocken desorientierte Menschen, die sich an den Kopf fassen, nicht mehr wissen, wer sie sind, ihre Kinder nicht mehr erkennen und »Sie« zu ihnen sagen. In den Klassenzimmern fangen die Schüler an herumzuzappeln; sie können nicht mehr still sitzen, sich nicht mehr konzentrieren, und aufs Blatt bringen sie nur noch unlesbares Krikelkrakel.

Überall füllen sich die Krankenhäuser. Die Menschen klagen über merkwürdige Veränderungen, erst an den Füßen, dann geht es langsam die Waden hinauf; sie haben kein Gefühl mehr, irgendwann muss amputiert werden. In Vergnügungsparks wie beispielsweise Disneyland in Kalifornien stehen vor den Attraktionen die Rollstühle in langen Reihen, die Kamera fährt langsam darüber. Dann Schnitt, ins Krankenhaus, Krebsstation, Patienten mit kahlen Köpfen. Die Fälle häufen sich, auch Schlaganfälle, Herzinfarkte, und Millionen von Menschen erblinden.

Ein Drama. Wer steckt dahinter? Und was ist das für eine merkwürdige Substanz?

Klar, dass in dem Film die Verantwortlichen in heller Aufregung wären. Die Polizei würde ermitteln, die Medien, so es sie noch gäbe, würden Alarm schlagen. Die Experten würden eindringlich warnen. Und die Herrschenden in dieser Welt müssten sich vor Zusammenrottungen wütender Menschen kleinlaut rechtfertigen: wie sie so etwas zulassen könnten? Und was sie dagegen zu unternehmen gedächten?

In der echten Welt ist der Fall klar: Es ist keine unbekannte Substanz, die zu solchen Veränderungen führt. Es ist der Zucker. Eine »Droge«, sagt Robert Lustig, Professor für Kinderneurologie an der Universität von San Francisco. Ja, ein »Gift«, das im Körper weitreichende Verheerungen hervorrufen kann: »Zucker hat einzigartige Konsequenzen im Körper. Er ist ein Gift an sich.« Vor allem im Übermaß: »Ein wenig ist kein Problem. Aber viel davon tötet – langsam.«

Schon in den 1950er-Jahren hatte sich der Brite John Yudkin, Professor am Queen Elisabeth College in London, mit dem Zusammenhang zwischen Ernährung und Herzkrankheiten beschäftigt. In zahlreichen Untersuchungen identifizierte er den Zucker als Auslöser vieler Krankheiten und schlussfolgerte: »Wenn sich auch nur ein kleiner Teil dessen, was wir über die Auswirkungen von Zucker gesichert wissen, für irgendeinen anderen Nahrungsmittelzusatz stichhaltig nachweisen ließe, würde dieser Stoff mit Sicherheit verboten werden.«

In der echten Welt konnte sich Professor Yudkin mit seinen Erkenntnissen lange nicht durchsetzen. Und in der echten Welt wurde der Zucker auch nicht verboten, sondern gefördert.

Der Siegeszug des Zuckers ist gewissermaßen der erfolgreichste Fall von Lebensmittelpolitik in der Menschheitsgeschichte. Und das schon seit Jahrhunderten. Genauer: seit

Christoph Kolumbus. Er hatte bei seiner zweiten Reise im Jahr 1493 das Zuckerrohr von den Kanarischen Inseln nach Mittelamerika gebracht und so die Basis bereitet für eine beispiellose Erfolgsgeschichte. Bald wurde die ganze Karibik zum Weltzentrum der Zuckerproduktion – und zum Quell des Reichtums für Europas Herrschende.

Der französische König Ludwig XV. hatte sogar das riesige Kanada gegen ein paar winzige Zuckerinseln in der Karibik getauscht, darunter Guadeloupe, Santa Lucia und Martinique. Im Nachbarland Spanien konnte König Philipp II. schon um 1560 von den Steuern aus dem Zuckerhandel die wunderbaren Paläste in Madrid und Toledo bauen lassen.

Am wichtigsten aber war der Zucker für England: »Die City von London ist auf Zucker gebaut«, sagte Aubrey Sheilham, der als Professor für Zahngesundheit am University College eher ein Kritiker der Zuckerindustrie ist, zur Zeitung *The Guardian:* »Sehen Sie nur die Tate Gallery an!« Das traditionsreiche Museum an der Themse mit den monumentalen Säulen am Eingang ist eine Stiftung des Zuckerbarons Henry Tate.

Deutschland hinkte anfangs hinterher, wurde aber bald Technologieführer auf dem Kontinent – ebenfalls dank staatlicher Lebensmittelpolitik: Preußens König Friedrich der Große (der »Alte Fritz«; 1712–1786) hatte sogar eigens nach einem heimischen Pendant für das Zuckerrohr fahnden lassen – und als Sieger beim Casting die hässliche Runkelrübe ausrufen lassen, die dadurch zur »Zuckerrübe« und mithin zur »Königin der Feldfrüchte« avancierte. Und er ließ sogar die Entwicklung eines industriellen Verfahrens für die Zuckerherstellung aus der Rübe fördern.

Anfang des 19. Jahrhunderts verfügte Friedrich Wilhelm III., dass in der Umgebung aller Zuckerfabriken auf preußischem Boden Rüben angebaut werden sollen; er erteilte die allgemeine Gewerbefreiheit für Sirup- und Rohzuckerzubereitungen und behielt das Recht auf Herstellung von Raffinade aus dem heimischen Rohzucker für sich.

Zucker: das erste Element in der Nahrungskette, das erst durch den gemeinsamen Einsatz von Politik und Industrie geschaffen wurde. Mit verheerenden Auswirkungen, wie Berge von Untersuchungen belegen.

Die Tradition wurde auch nach der Abdankung der adeligen Herrscher fortgeführt. Kaum eine Branche erfreut sich solcher Zuneigung bei den politischen Entscheidungsträgern. Regierung, Parteien und Parlamente in aller Welt haben den Zucker intensiv gefördert, auch in Europa – erst durch Subventionen, anschließend durch Schutzzölle und außerdem durch politische Unterstützung, etwa der Mitgliedschaft in der International Sugar Organisation (ISO), deren Gründungsstaaten sich sogar noch kurz vor Ausbruch des Zweiten Weltkriegs zusammengefunden hatten.

Es war am 6. Mai 1937 in London. Es ging um neue Regeln zur Begünstigung der Zuckerindustrie und der Sicherung des Nachschubs für ihre süßen Branchen. Übergeordnetes Ziel: die Steigerung des Pro-Kopf-Zuckerverbrauchs. Die vereinigten Zuckerstaaten legten, erstmals auf Regierungsebene, Exportquoten fest und vereinbarten Steuersenkungen für die Zuckerbranche.

Staatliche Förderung des Zuckerkonsums und der Zuckerproduktion: Das klingt heute nicht mehr ganz zeitgemäß angesichts wachsender Kritik am zerstörerischen Potenzial des Zuckers. Doch der staatliche Arm der Zuckerlobby existiert weiter, und auch die Bundesrepublik Deutschland erneuert das Abkommen alle paar Jahre. Denn der Zucker ist für die deutsche Politik nach wie vor höchst unterstützenswert: »Wichtige Ziele des Übereinkommens«, so formulierte es die Bundesregierung in einer »Unterrichtung« für das deutsche Parlament (Bundestagsdrucksache 16/10760), seien die »Förderung und

Intensivierung der internationalen Zusammenarbeit im Bereich der Zuckerpolitik«, auch »zwischenstaatliche Konsultationen über Möglichkeiten zur Förderung der Weltzuckerwirtschaft« sowie ganz allgemein die »Förderung der Zuckernachfrage«.

Das Ergebnis der politischen Bemühungen spricht für sich. Anfangs waren die Folgen des süßen Lebens noch ein Privileg der herrschenden Klassen, wie etwa bei dem beliebten König Ludwig II. von Bayern (1845–1886), dem Erbauer von Schlössern wie Neuschwanstein oder Herrenchiemsee, der schon früh kaum noch Zähne im Mund hatte.

Im Volk hingegen hielten sich die Verluste zunächst in Grenzen. Aus Mangel an Gelegenheit, mit dem süßen Gift in Kontakt zu kommen.

Im 16. und 17. Jahrhundert nahm ein Durchschnittsmensch kaum Zucker zu sich; zu Zeiten Martin Luthers waren es gerade mal 20 Gramm, was vier Stück Würfelzucker entspricht – pro Jahr. Und noch zu Beginn des 20. Jahrhunderts lag der weltweite Pro-Kopf-Verbrauch bei 5,1 Kilogramm pro Kopf. Ein Jahrhundert später hat sich der Konsum vervielfacht: auf 34 Kilo in Deutschland, 36,7 in der Schweiz, 25 in Italien und 33 in Österreich. In den USA sind es sogar 46 Kilo, in Brasilien 55, und an der Weltspitze liegt Kuba mit knapp 70 Kilo.

Und während anfangs die schädlichen Effekte tatsächlich noch Folge eines süßen Lebens waren, sind sie mittlerweile zum Massenphänomen geworden, weil heute der meiste Zucker nicht direkt oder in Form von Süßigkeiten verzehrt wird, sondern versteckt in Supermarktprodukten, vor allem den industriell produzierten ultraverarbeiteten Produkten: beispielsweise den *Sechs Buttermilch-Brötchen* der Marke Knack & Back oder den Rewe *Beste Wahl* Ciabatta Brötchen. Wer dann Herta *Natürlicher Genuss Röstschinken* drauflegt, isst Zucker, ohne es zu wollen, ebenso beim *Schwarzwälder Schinken* vom Tannenhof und der *Feinen Teewurst* von Rügenwalder, die eigentlich eher Zuckerwurst ist. Die heute ganz normalen Ultrasachen enthalten, wie beim genaueren Hinsehen zu erkennen, plötzlich Zucker, die Maggi-Dose mit *Ravioli in pikanter Sauce,* die Pfanni *Semmelknödel Der Klassische,* die Maggi *Buchstabensuppe* auch und die *5 Minuten Terrine Gulasch-Topf sowie* die *Fix Hackbällchen Toscana* von Knorr. Die ganzen Klassiker der Industrienahrung: Alles wird unmerklich versüßt. Die Pizza, wie die *Steinofen Pizza Salami* von Wagner, der Fisch, wie das *Schlemmer-Filet Picante* von Iglo mit der Aufschrift »100 Prozent Filet«, sogar die *Suppenliebe* Hühnersuppe von Knorr.

Nur knapp 17 Prozent des Zuckers, den die Deutschen verspeisen, kaufen sie selbst im Laden. 83,1 Prozent verzehren sie als zugesetzten, häufig auch »versteckten« Zucker.

Und während die Verteidiger des Zuckers gern auf die freie Wahl pochen, das Recht auf Zuckergenuss, zeigen diese Verstecke, dass es heute in vielen Fällen eher um Zwangsverzuckerung geht – und dass die meisten Konsumenten sich dessen gar nicht bewusst sind. So hatten Umfragen im Rahmen der Studie des Finanzkonzerns Morgan Stanley ergeben, »dass den Befragten der Zuckergehalt von Lebensmitteln nicht bekannt ist«.

Fazit der Analystinnen: »Da Zucker aus verschiedenen Quellen stammt und oft in verarbeiteten Lebensmitteln versteckt ist, weil er als Konservierungsmittel oder Geschmacksverstärker in verarbeiteten und verpackten Lebensmitteln verwendet wird, ist es schwierig zu verfolgen, wie viel Zucker ein Mensch täglich konsumiert.«

Kritiker sehen den Zucker als Teil einer »toxischen Umgebung«, die den Menschen ein Angebot aufdrängt, das sie nicht erbeten haben, aber ungewollt sogar abhängig macht. Denn tatsächlich kann die Dauerpräsenz des Süßgeschmacks das Suchtzentrum im Gehirn aktivieren und so die Gier nach Süßem verstärken. Das haben diverse Studien gezeigt, was sogar die Schweizer Großbank Credit Suisse überzeugt hat: »Zucker mag nicht die klaren süchtig machenden Eigenschaften illegaler Drogen wie Kokain und Heroin haben, aber für uns erfüllt er die Kriterien für eine potenziell süchtig machende Substanz.«

Für die Schweizer Großbank wie auch für die US-Finanzfirma Morgan Stanley geht es natürlich in erster Linie um die wirtschaftliche Dimension der Thematik. Denn natürlich kann der Geschäftsgang leiden, wenn Firmen als ultimative Gesundheitsschädlinge gebrandmarkt werden, und folglich auch die Aktienkurse – wie bei Zuckerfirmen oder Softdrink-Konzernen. Als Investment mithin eher nicht empfehlenswert. Anders bei der Pharmaindustrie: Sie könnte sozusagen als Kriegsgewinnler von den Kollateralschäden des Zuckerkonsums profitieren.

Insgesamt aber überwiegen die negativen Folgen, meinen die Analystinnen von Morgan Stanley. Weil der Zuckerkonsum massive Auswirkungen auf die Gesundheit in vielen Ländern der Welt hat, sind natürlich auch die wirtschaftlichen Folgen gewaltig. Denn der Zuckerverzehr ist eng mit der Wirtschaftsleistung verbunden: Wenn er steigt, und in der Folge auch die Krankheitslasten, dann sinkt das Bruttosozialprodukt.

Daher haben sie in ihrer Studie verschiedene Szenarien entwickelt, für die Länder der Industriestaatenvereinigung OECD. Und da sieht es nicht gut aus.

Wenn alles bleibt wie bisher – Verzehrsmengen, Krankheitskosten, Produktionsausfälle (entsprechend dem »Base Case Sugar«-Szenario) –, kommen die Analystinnen auf eindrucksvolle Zuckereffekte: Für den gesamten Wirtschaftsraum der OECD mit seinen 30 Mitgliedsländern müssen die Wachstumsprognosen über 20 Jahre hinweg nach unten korrigiert werden. So muss die Produktivitätsprognose der OECD von 1,9 Prozent jährlich auf 1,5 Prozent reduziert werden und das Wachstum von 1,1 auf nur noch 0,4 Prozent. Für jedes Jahr, versteht sich. Also: Das Wachstum wird mehr als halbiert. Auf volle 20 Jahre hinaus.

Klingt nicht nach viel, macht aber viel aus, vor allem wenn das Wachstum in manchen Jahren ohnehin schwächelt und unter einem Prozent liegt.

Und wenn dann der Zuckerverzehr noch steigt, etwa um fünf Kilo pro Kopf wie im »High Sugar«-Szenario, dann wächst natürlich auch der Schaden: auf ein Minus von 1,0 Prozent des Bruttosozialprodukts. So kann der Zucker ganze Volkswirtschaften in die Rezession reißen.

Selbst im günstigsten Fall, wenn der Zuckerverzehr sinken sollte, um zehn Kilo pro Kopf (entsprechend dem »Low Sugar«-Szenario), rechnen Experten mit Einbußen beim Bruttoinlandsprodukt, und zwar über 20 Jahre hinweg um jeweils 0,1 Prozent. Denn selbst ein sinkender Zuckerverzehr beseitigt die Folgeschäden ja nicht vollständig.

Das Ausmaß des Zuckerverzehrs als Bedrohungskriterium für die Weltwirtschaft. Bisher ist das kein Thema für Ökonomen, etwa die fünf »Wirtschaftsweisen« der deutschen Bundesregierung. Bisher geht es um Import, um Export, Lohnentwicklung. Künftig sollte wohl ein neues Kriterium hinzukommen: der Zuckerverzehr pro Kopf. Je höher der ist, desto größer der volkswirtschaftliche Schaden. Das könnte zur neuen Faustregel der Ökonomie werden.

Die »größten Produktionsverluste« gibt es der genannten Studie zufolge in Ländern mit hohem Zuckerkonsum wie Chile, Tschechien, Mexiko, den USA, Australien und Neuseeland. Der Grund: »Diese Länder leiden alle unter einer zweistelligen Diabetes-Prävalenz und haben weltweit eine der höchsten Adipositasraten.«

Die »geringsten Leistungsverluste« gibt es dagegen in Japan,

Südkorea, der Schweiz, Frankreich und Italien. In Japan und Südkorea essen die Menschen traditionell nicht sehr viel Zucker, ähnlich in Frankreich und Italien.

Für Deutschland berechnen die Finanzexpertinnen ein Minus von 0,1 Prozent im günstigsten Fall (»Low Sugar«), und sogar von 1,0 Prozent bei anschwellender Zucker-Schwemme (»High Sugar«). Das heißt: Selbst in einer (bisher) starken Ökonomie wie der Bundesrepublik Deutschland kann allein der Einfluss des Zuckers die Wirtschaft ins Minus treiben – und das auf Jahre hinaus. Denn andere Konjunkturfaktoren mögen sich oft binnen weniger Monate ändern: Der Zucker-Impact, wie man den Faktor nennen könnte, ist eine langfristige Belastung.

»Interessant« finden die Analystinnen den »Fall Schweiz«, wo die Menschen zwar im weltweiten Vergleich mit 49 Kilo beim Pro-Kopf-Zuckerverzehr zur Spitzengruppe gehören, aber dennoch nur wenig Dicke und Diabetiker gezählt werden. Vielleicht »wegen der vergleichsweise hohen körperlichen Aktivität«, mutmaßen die Autorinnen. Vielleicht ist es auch besser, den Zucker, wie die Schweizer, in Form von Schokolade (»Schoggi«) zu schlucken als in der Cola.

Es kommt also auch darauf an, in welcher Form der Zucker konsumiert wird. Das müssten die Ökonomen in Zukunft auch berücksichtigen. Und die Softdrinks müssten eine zentrale Rolle spielen – als Minus-Wirtschaftsfaktor. Je größer die Softdrink-Schwemme in einem Land, desto schlechter ist dies fürs Bruttosozialprodukt.

Die Firma Coca-Cola ist der weltweit wichtigste Zucker-Emittent. Nach Branchenschätzungen bringt allein dieser Konzern zehn Prozent der jährlich weltweit verzehrten Zuckermenge unter die Leute – macht 17,3 Millionen Tonnen.

Für die Firma Coca-Cola ist es ein wirtschaftlich erfreuliches Ergebnis eines kühnen Expansionskurses. »Unsere Strategie ist Allgegenwart«, hatte der visionäre Coca-Cola-Präsident Robert Woodruff schon im Jahr 1923 verkündet: Er wollte Coca-Cola »in Griffweite des Verlangens« sehen (»within an arm's reach of desire«). Und zwar überall. »Seine Vision wurde Wirklichkeit«, freut sich Coca-Cola.

Wer durch eine beliebige Fußgängerzone auf dieser Welt spaziert oder durch irgendein Stadtzentrum, braucht nur ein paar Schritte zu gehen und einmal den Arm auszustrecken: Coca-Cola ist tatsächlich in greifbarer Nähe. Auf dem Flughafen, kurz vor dem Aufruf: ein Automat. Im Flugzeug bringt es der Purser, die Stewardess. Nach der Landung am Zielflughafen: wieder ein Automat.

Coca-Cola ist tatsächlich allgegenwärtig – und damit seine zerstörerische Macht. Für die Weltwirtschaft ist das den Daten aus dem US-Finanzkonzern Morgan Stanley zufolge eher eine Katastrophe.

Denn gerade in flüssiger Form wirkt der Zucker offenbar noch stärker, wie Forscher der Purdue University im US-Bundesstaat Indiana schon im Jahr 2000 in einer Studie mit dem Titel *Liquid Versus Solid Carbohydrate: Effects on Food Intake and Body Weight* gezeigt hatten: Es gibt immer mehr Hinweise darauf, dass zuckerhaltige Getränke die gesundheitsschädlichsten sind. Unter anderem, weil »Zucker in flüssiger Form« (wie bei Softdrinks) »weniger sättigt als in fester Form«, was zu »einem erhöhten Verbrauch und zu einer übermäßigen Kalorienzufuhr führt«.

Vor allem Kinder und Jugendliche sind betroffen – und damit die wirtschaftliche Zukunft ganzer Gesellschaften. Denn die Kinder von heute sind natürlich die Kranken von morgen.

Wenn die Politik ihren Auftrag ernst nehmen würde, die Bevölkerung vor Schäden zu schützen, stünde natürlich ganz oben auf der Agenda, die Position zu wechseln und den Zucker nicht mehr zu fördern, sondern energisch zu bekämpfen.

Schon haben zahlreiche Länder dieser Welt Maßnahmen gegen Süßgetränke ergriffen, beispielsweise Automaten in Schulen abgeschafft und den Verkauf auf dem Schulgelände generell untersagt.

Länder wie Brasilien und Chile haben Werbebeschränkungen eingeführt, ebenso der US-Bundesstaat Kalifornien, der zu den Pionieren gehört, auch mit Steuern, der umstrittensten Maßnahme im Krieg gegen den Softdrink-Tsunami.

Acht Städte in den USA haben Steuern auf Süßgetränke eingeführt, darunter Seattle im Staat Washington, wo die Steuer in einem Jahr mehr als 20 Millionen Dollar in die Kassen spült. Oder Philadelphia in Pennsylvania, wo der Konsum von zuckrigen Drinks dadurch um 40 Prozent eingebrochen ist, Wasser in Flaschen hingegen boomt mit einem Plus von 58 Prozent.

Als besonders vorbildlich gilt Mexiko. Das Land leidet unter seiner Übergewichtsquote von 70 Prozent – auch als Folge lebensmittelpolitischer Entscheidungen in früheren Jahren. Jetzt steuert die Politik um – unter anderem mit der Zuckersteuer, die offenbar auch Wirkung gezeigt hat, wie der Wissenschaftliche Dienst des Deutschen Bundestages in einer Untersuchung mit dem Titel *Ausgestaltung einer Zuckersteuer in ausgewählten Ländern und ihre Auswirkung auf Kaufverhalten, Preise und Reformulierung* vermerkt.

Die Steuer dort habe seit der Einführung im Jahre 2014 zu einem durchschnittlichen Rückgang des Konsums von Süßgetränken um 7,6 Prozent geführt, am meisten in den ärmsten Haushalten. Zugleich sei der Absatz von ungesüßten Getränken gestiegen, um 2,1 Prozent. Fazit: Das Vorbild Mexiko könnte andere Länder »ermutigen«, mittels »Finanzpolitik« den »Konsum ungesunder Getränke« und damit die »Belastung durch chronische Krankheiten zu verringern«.

Derartige »fiskalische Maßnahmen« fordert die Weltgesundheitsorganisation (WHO) schon seit Langem. Sie gelten unter

Wissenschaftlern als besonders wirkungsvoll – wenn sie auch spürbar sind. Als Faustregel gilt, dass pro 10 Prozent Steueraufschlag auf Softdrinks der Verbrauch um 11 Prozent sinkt.

Solche Steuern seien »weltweit auf dem Vormarsch«, wie die Untersuchung des Wissenschaftlichen Dienstes des deutschen Bundestages ergibt. Neben Mexiko zählt die Studie zahlreiche Länder auf: den Karibikstaat Barbados, Neuseeland, Südafrika sowie die Südseeparadiese Französisch-Polynesien und Samoa. Auch eine wachsende Zahl europäischer Länder ist darunter, unter anderen Dänemark, Frankreich, Großbritannien und Irland sowie Ungarn. Und Norwegen, wo eine drastische Steuererhöhung auf bis zu 83 Prozent zum 1. Januar 2018 den Preis fast verdoppelt und den Menschen offenbar die Lust verdorben hat. Der Konsum solcher Getränke ist der Studie zufolge daraufhin um zwölf Millionen Liter gesunken, was einem Rückgang von fast 11 Prozent gegenüber dem Vorjahr entsprach.

In Deutschland hatte es eine solche Steuer sogar schon einmal gegeben. Und zwar über 150 Jahre lang. Im Jahre 1841 hatte Preußen das sogenannte Zuckersteuergesetz erlassen, das nicht nur importierten Rohrzucker erfasste, sondern auch heimischen Rübenzucker. Doch die Abgabe wurde zum 1. Januar 1993 abgeschafft, zur »Vermeidung von Wettbewerbsverzerrungen« im Hinblick auf den europäischen Binnenmarkt. In der Europäischen Union galt schließlich seit Jahrhunderten politisch der Primat der Zuckerförderung.

So sträubt sich die Bundesrepublik Deutschland hartnäckig gegen solche Steuern, unterstützt durch die Medien, die ihrerseits einen heldenhaften Kampf führen gegen solche »Sündensteuern«.

»Der Idee, die Welt mit Steuern und Verboten zum Guten zu verändern, hafte etwas Totalitäres an«, befand in der *Frankfurter Allgemeinen Zeitung (FAZ)* ein offenbar nicht so kluger Kopf: »Vertragen gesunde Kinder nicht unglaubliche Mengen an Nutella, Chips und Wassereis, und soll man ihnen die Freude nehmen?« Und überhaupt: »Ist Gesundheit überhaupt ein Wert, den alle als absolut annehmen?«

»Der Anti-Zucker-Kampf ist nichts als Panikpropaganda«, meinte auch die *Welt.* »Wer sich dick, fett und ins Grab essen will, der hat das Recht dazu«, findet das Blatt und weist den »Staat« in seine Schranken; der solle »seine Nase nicht zu tief in unsere Privatsphäre« stecken: »Weg mit den Sündensteuern!«

»Gesundheit ist nicht der einzige Wert im Leben«, schrieb auch die als links geltende *tageszeitung,* gestützt auf einen freiheitsliebenden Philosophieprofessor aus Hamburg, der sich gegen staatliche Eingriffe nach WHO-Modell wehrte.

Der Nachteil ist nur: Zahlen müssen sie schließlich doch. Vielen wird das Geld sogar gleich am Monatsersten abgezogen, vom Lohn oder vom Gehalt. Als »Solidarbeitrag« für einen florierenden Wirtschaftszweig, der mit fantastischen Wachstumsraten rechnen darf. Und in diesem Fall kennt der Staat gar kein Erbarmen, und eine freie Wahl gibt es schon gar nicht.

Aber bei Branchentreffen, da gibt es sogar etwas geschenkt: Süßes!

4. Kranke Gesellschaft

Boom als Bumerang: Fragwürdiger Jubel über die Gesundheitsindustrie

Zunächst war ich ein bisschen perplex. Es ging ja um die Zuckerkrankheit bei diesem Diabeteskongress, und doch gab es überall Süßzeug. Bis ich dann merkte, dass es gewissermaßen die Geschäftsgrundlage ist für diese Branche. Und so standen vor den Konferenzräumen silberne Tabletts mit Kuchen und Törtchen, »mit freundlicher Empfehlung« eines Pharmakonzerns, der Milliardengewinne macht mit Medikamenten gegen die Zuckerkrankheit. Und nebenan, bei der üblichen Industrieausstellung, gab es nicht nur die blutzuckersenkenden Medikamente, die Messgeräte, die Insulinpumpen und Injektionsinstrumente, sondern überall auch Bonbons und Gummibärchen, und sogar ein echter kleiner Eiswagen stand da – zweirädrig, im italienischen Nostalgie-Look. Soo süß! Aber könnte es da nicht einen Zusammenhang geben, fragte ich jeden Professor, der mir über den Weg lief: Macht Zucker?: Spielt also der Zuckerkonsum bei Diabetes eine Rolle? NEIN, riefen sie alle erst mal. Wenn Sie die Tour de France fahren, können Sie 20 Tafeln Schokolade essen. So in dieser Art kamen die Antworten. Also fragte ich nach: Wenn die ganzen Medikamente hier dazu dienen, den Blutzucker zu senken, dann könnte ich mir die doch sparen, wenn ich den erst gar nicht in die Höhe jage, indem ich nichts Zuckriges esse, oder? Ja, schon, räumten sie dann ein. Und dass die Zuckerkrankheit erst zum Problem wurde, nachdem der Zucker in der Nahrungskette auftauchte, auch das räumten sie ein. Und dann berichtete auf diesem Kongress ein Referent von einer neuen Studie, nach der die

»Zuckerkrankheit« binnen acht Tagen geheilt werden könne. Mittels Ernährungsumstellung. Erstaunlicherweise gibt es keine Konsequenzen. Wäre ja auch schlecht fürs Geschäft. Allein in Deutschland macht die Branche Milliardenumsätze in jedem Jahr. Auch das rechnete ein Referent vor, in jenem Saal mit dem Silbertablett am Eingang und den süßen Teilchen darauf. Auch Diabetiker müssen nicht auf Süßes verzichten, sagen die offiziellen Ernährungsempfehlungen.

Es gibt wohl kaum einen Wirtschaftszeig, der solche Sympathien genießt wie die Medizinbranche. Das liegt natürlich an der Hoffnung, mit der sie operiert. Alle wünschen sich ja, möglichst schnell zu genesen, wenn sie krank sind. Und alle sind stolz und glücklich, da eine Hochleistungsmedizin zur Seite zu wissen. Im Notfall.

Jetzt allerdings kommen da schon Alarmmeldungen. Kranke müssen abgewiesen werden. Die Mittel sind knapp. Und in Zukunft könnte sich die Lage noch verschärfen. Bei den teuersten Krankheiten geht der Trend aufwärts: Alzheimer, Herzleiden, Krebs und natürlich Diabetes.

Manche freuen sich sogar darüber, zum Beispiel die deutsche Bundesregierung: Schließlich gilt die »Gesundheitswirtschaft«, wie die Branche auch genannt wird, als größter Sektor in Deutschlands Ökonomie.

Im Krieg ums Essen gehört dieser Wirtschaftszweig ohne Zweifel zu den Gewinnern. Bis jetzt. Andererseits sind steigende Krankheitszahlen vielleicht doch nicht so erfreulich. Die können, wie die Experten des Finanzkonzerns Morgan Stanley nachgewiesen haben, sogar zu einer ernsten Belastung für die Wirtschaft werden (siehe voriges Kapitel). Und sie haben auch den Zusammenhang hergestellt zwischen dem Boom bei den modernen Krankheiten und der modernen Art der Nahrungsversorgung.

Die steigenden Krankheitszahlen sind der Preis für das billige, industriell produzierte Essen. Ein heimlicher Aufpreis, sozusagen. Denn dieses billige Essen hat teure Nebenwirkungen. Schon zahlen die Menschen in vielen Ländern mehr für ihre Krankheiten als fürs Essen.

Die Deutschen zum Beispiel, die ja besonders knausrig sind, wenn es um Lebensmittel geht, und dafür umso spendabler bei ihren Krankheiten, geben dafür pro Kopf nur läppische 170 Euro im Monat aus, für Krankheiten aber mehr als das Doppelte: stolze 379 Euro. In der Schweiz ist der Unterschied noch größer: 275 Euro fürs Essen gegenüber 760 Euro für Krankheiten. Am deutlichsten aber ist die Differenz in den USA: Dort geben die Menschen 182 Dollar fürs Essen aus, aber mehr als das Vierfache für ihre Krankheiten: 778 Dollar.

Fürs Essen am meisten geben die Menschen übrigens in Hongkong aus: 325 Euro im Monat. Zugleich liegen sie weltweit an der Spitze bei der Lebenserwartung, aber ganz hinten bei den Krankheitskosten. Das kann natürlich alles Zufall sein. Wahrscheinlicher aber ist, dass es einen Zusammenhang gibt zwischen den Ausgaben für Nahrungsmittel und für Medizin. Denn es geht ja nicht nur um den Preis, sondern auch um die Qualität.

Billigpreise sind vor allem möglich dank durchgängiger Industrialisierung der Nahrungskette – und das hat natürlich Auswirkungen auf die Beschaffenheit und die physiologische Wirkung der Nahrung. Das massenhaft billigst produzierte Fleisch stärkt nicht mehr, sondern stört die Körperabläufe. Die industriell produzierte Milch, vor allem die ultralang haltbare H-Milch, unterscheidet sich fundamental von dem ursprünglichen Kuhprodukt – und wird so zum Problem für die Gesundheit (gemacht).

Die industriell produzierte Nahrung schließlich – insbesondere die ultraverarbeitete, wie der fertige »Frucht«-Joghurt am

Morgen, die Kellogg's Cornflakes, das fertige »Müsli« aus dem Supermarkt, das chemiegestützte Mittagessen vom Cateringkonzern, die Snacks und Softdrinks zwischendurch – all dies wird vom Körper als Krankheitserreger identifiziert. Diese Industrieprodukte provozieren Abwehrreaktionen und lösen schließlich, wenn es chronisch wird, die sogenannten Zivilisationskrankheiten aus: von Alzheimer über Bluthochdruck, Herzleiden, Krebs bis Diabetes.

Und so gibt es eigentlich gar keinen Grund zum Jubeln, wenn ausgerechnet die »Gesundheitswirtschaft« die Wachstumsbranche Nummer eins ist. Es ist eher ein Grund zur Sorge. In Wahrheit ist sie eine Krankheitsindustrie. Ihr Rohstoff sind die Patienten. Sie ist daran interessiert, dass diese Quelle nicht versiegt. Denn wenn immer mehr Menschen zu Patienten gemacht werden und für immer weniger Gesunde aufkommen müssen, dann müssten also die Alarmglocken schrillen. Eine kranke Gesellschaft, das verheißt nichts Gutes für die Zukunft. Auch wirtschaftlich.

Und so sind es jetzt ausgerechnet Wirtschaftsexperten, die auf den Wert der Gesundheit hinweisen, und auf die Bedeutung der Nahrungsversorgung. Krankheit, das bedeutet ja auch: Schwäche. Einschränkung. Nichtstun. Rumsitzen. Im Bett liegen. Krankschreiben. Arbeitsausfälle. Früher in Rente.

So kann sich der Boom in der »Gesundheitswirtschaft«, der ja in Wahrheit ein Boom bei den Krankheiten ist, bald als Bumerang erweisen und sogar die Branche selbst treffen – wenn die Mittel knapper werden, weil immer mehr Menschen versorgt und dann ausgerechnet die Schwächsten der Schwachen abgewiesen werden müssen, die wirklich Bedürftigen, die vom Schicksal getroffen werden, die am dringendsten Hilfe brauchen und nicht mehr angemessen behandelt werden können, weil das Geld andernorts ausgegeben wird – für völlig unnötige, vermeidbare Leiden.

Schon kommen solche Alarmmeldungen: Auf Intensivstationen werden wegen Personalmangels »Bettensperrungen« angeordnet. Zu wenig Krankenschwestern, Pfleger, Ärzte. 82 Prozent aller befragten Intensivmediziner gaben bei einer Umfrage an, dass dadurch die Notfallversorgung beeinträchtigt sei.

Auch bei den Kleinsten ist die Lage ernst. »Notruf auf der Kinderstation«, titeln die Medien. Auf der Station 67 in der Medizinischen Hochschule Hannover herrsche Personalnot – so schlimm, dass Kinder »unter Umständen sterben«, sagte Oberarzt Michael Sasse den Reportern. Und sein Kollege Florian Hoffmann, Oberarzt auf der Intensivstation der Haunerschen Kinderklinik in München, musste schon krebskranke Kinder abweisen, »weil es in dieser Stadt einfach keine Möglichkeit mehr gab, ein krankes Kind zu versorgen«.

»Die Grundversorgung kranker Kinder ist nicht mehr gewährleistet«, sagt der Arzt: »Wir haben ein ganz ernstes Problem und steuern auf eine Katastrophe zu.«

Die steigenden Krankheitsraten führen nicht nur zu erheblichen Belastungen im System, fürs Personal und die Patienten. Es ist auch eine Gefahr für die ganze Gesellschaft, für den Wohlstand und die wirtschaftliche Zukunft.

Unglaubliche 47 Billionen Dollar kosten die »nicht übertragbaren Krankheiten« weltweit bis zum Jahr 2030, warnten Harvard-Experten schon beim Davoser Weltwirtschaftsforum im Jahr 2011 und verwiesen auf die ökonomischen Folgen dieser gigantischen Kostenlawine, die ziemlich genau das Zehnfache des US-amerikanischen Bundeshaushaltes im Jahr 2020 umfasst. Sie befürchten, dass das Wachstum bei den Krankheiten die Wirtschaft belastet und die »Wettbewerbsfähigkeit gefährdet«.

Allein das Übergewicht führt nach einer Studie der Organisation für wirtschaftliche Entwicklung und Zusammenarbeit (OECD) vom Oktober 2019 zu einem erheblichen ökonomischen Schaden, in Höhe von 3 Prozent des Bruttosozialprodukts beispielsweise in Deutschland, was in Europa zu einem Spitzenplatz reicht beim Minus fürs Bruttosozialprodukt durch das Plus auf der Waage – durch die damit oft einhergehenden Krankheiten, frühere Rente, vorzeitiges Ableben.

Die Gesundheit ist nicht nur eine individuelle Angelegenheit, sondern die Basis gesellschaftlicher Prosperität, konstatierten auch die Analystinnen des US-Finanzkonzerns Morgan Stanley in ihrer Untersuchung: »Neben der Demografie ist die Gesundheit einer der wichtigsten Treiber für Wirtschaftswachstum, Staatsausgaben und Konsumtrends.«

Es ist ja auch logisch: Nur gesunde Menschen sind wirklich produktiv. Krankheiten führen zu Einschränkungen und Belastungen, für die Betroffenen, aber auch für die Gesellschaft.

Die »Kosten der gesundheitlichen Belastung« sind erheblich, so die Expertinnen von Morgan Stanley: Vor allem bei Diabetikern und Übergewichtigen sei mit vergleichsweise hohen krankheitsbedingten Fehlzeiten zu rechnen. Zudem gingen diese Gruppen früher in Rente. Und es sind viele: 10 Prozent der Deutschen sind zuckerkrank, zwei Drittel der Männer und die Hälfte der Frauen sind übergewichtig.

Umso überraschender, dass die Politik offenbar Dimension und Tragweite der Problematik überhaupt nicht erfasst hat. Ganz im Gegenteil. Die Prognosen zu steigenden Erkrankungsraten werden sogar noch bejubelt, beispielsweise von der deutschen Bundesregierung: »Die Gesundheitswirtschaft« sei ein »Jobmotor« und eine »dynamische Wirtschaftsbranche mit hoher Innovationskraft und erheblicher ökonomischer Bedeutung für den Standort Deutschland«, freut sich etwa das Berliner Gesundheitsministerium.

Überraschenderweise ist ja nicht die Autoindustrie die größte deutsche Wirtschaftsbranche, sondern jene, in der sie weiße Kittel tragen, oder grüne, und Mundschutz.

Der Umsatz der »Gesundheitswirtschaft« in Deutschland liegt bei 482 Milliarden Euro. Die Automobilindustrie kommt, inklusive der Werke in aller Welt, nur auf 426 Milliarden, die Elektroindustrie sogar nur auf 197 Milliarden Euro.

Allein die Ausgaben der Krankenhäuser in einem einzigen Bundesland, Bayern, sind mit über 16 Milliarden Euro fast doppelt so hoch wie der Umsatz der gesamten Buchbranche in Deutschland (9 Milliarden). Im Universitätsklinikum Heidelberg arbeiten 13600 Menschen und in der Berliner Charité sogar 14576. In deutschen Krankenhäusern gibt es mehr Ärzte (161000) als Beschäftigte bei der Lufthansa (134000).

Insgesamt arbeiten allein in deutschen Krankenhäusern 1,2 Millionen Menschen, mehr als weltweit in den großen Autokonzernen zusammen, im Ganzen bei VW (655000), Daimler (282000) und BMW (134000).

Insgesamt sind mehr als sieben Millionen Menschen mit der »Bewahrung und Wiederherstellung der Gesundheit« beschäftigt, also jeder sechste Beschäftigte im Land, wie die Bundesregierung erfreut meldete. Allein im Kernbereich der Branche, mit Kranken, arbeiten 5,6 Millionen. Mit Autos: 800000 Menschen.

Aufs Ganze gesehen ist es natürlich nicht so erfreulich, wenn die Krankheiten so viele Kapazitäten binden und Ressourcen verschlingen. Zumal es in der Zukunft kaum besser zu werden verspricht.

Denn die Menschen werden nicht gesünder, obwohl so viel medizinisches Personal versucht, ihre Krankheiten zu kurieren. Schlimmer noch: Es werden immer mehr Menschen gebraucht, die an Krankheiten herumdoktern. Allein zwischen 2006 und 2017 wuchs die Zahl der Beschäftigten bei der Krankheitsbekämpfung um 1,3 Millionen.

Und ihr Anteil wird immer größer. Zum Beispiel in Baden-Württemberg, das ja eigentlich als Autoland gilt. Doch das deutlichste Wachstum wiesen überraschenderweise von 2006 bis 2016 Branchen aus wie das »Sozialwesen«: plus 129,7 Prozent. Und die »Heime« (ohne Erholungs- und Ferienheime): plus 47,6 Prozent. Und dann das sogenannte Gesundheitswesen: plus 23,6 Prozent. Erst ganz hinten dann kam die Branche, die sich der »Herstellung von Kraftwagen und Kraftwagenteilen« widmet mit einem mageren Plus von 3,3 Prozent.

Das bedeutet: Immer mehr Menschen werden zur Bekämpfung der Krankheiten gebraucht, immer weniger können sich anderen Tätigkeiten widmen, etwa dem Bau von Kraftwagen, und so das Geld erwirtschaften, das für die Krankheitsbekämpfung gebraucht wird.

Doch die Politik ist weiter im Jubelmodus. Die Gesundheitswirtschaft wächst jährlich um rund einen Prozentpunkt; ihr Anteil am gesamten Bruttosozialprodukt hat stetig zugenommen.

Eine merkwürdige Freude, die die Regierenden da erfasst hat, über den Umstand, dass ein immer größer werdender Anteil der Beschäftigten sich den Kranken widmen muss. Und noch merkwürdiger ist ihre Freude darüber, dass die Leute so schön verlässlich krank sind, wo doch anderswo die Neigungen der Konsumenten so »volatil« seien, also flatterhaft, mal Klamotten beliebt sind, dann Handys, während in der Krankheitsindustrie nicht nur die Kassen dauernd klingeln, sondern diejenigen, die sie füllen, gar keine Wahl haben, denn, so das Ministerium, drei Viertel der Ausgaben werden »kollektiv finanziert«, was bedeutet, dass alle zahlen, ob sie wollen oder nicht. Also, um genau zu sein: nicht wirklich alle. Denn so ganz gerecht organisiert ist das System nicht.

Die merkwürdige Freude der Regierung über die vielen Kranken hängt damit zusammen, dass sich das Ziel der Politik fundamental verändert hat, wie der Medizinhistoriker und Professor an der Berliner Charité Paul Unschuld in seinem Buch *Ware Gesundheit. Das Ende der klassischen Medizin* diagnostizierte. Früher, sagt er, ging es darum, die Menschen möglichst rasch wieder gesund zu kriegen. »Die Sorge um die Gesundheit der Gesamtbevölkerung war zwei Jahrhunderte lang politisches Primat.« Das entsprang allerdings, meint Unschuld, nicht irgendwelchen »humanitären Erleuchtungen der vordemokratischen Staatenlenker im ausgehenden 18. und 19. Jahrhundert«, sondern eher dem Streben nach einer besseren Position im Gefüge der Nationalstaaten. Gesundheit war damals »politisches Mittel zum Zweck«. Und der »Zweck war der gesunde Nationalstaat«. Es ging um die »Produktivkräfte der Industrie« und die »Wehrkraft der Volksheere«.

Das ist natürlich überholt: »Das ist heute Schnee von gestern. Die Volksheere, die Millionen junger Männer benötigten, sind nicht mehr nötig. Die industriellen Arbeitsplätze für die weniger gut ausgebildeten Massen sind verschwunden. Der Druck auf die Politik, Gesundheit für alle zu erzwingen, ist nicht mehr vorhanden.«

Ganz im Gegenteil: Die Gesundheit hat an Bedeutung verloren, zugleich ist die Krankheit fast noch wichtiger geworden. Der Patient hat einen radikalen Funktionswandel erfahren – und wurde zur Ressource, meint Professor Unschuld: »Erstmals in der Geschichte ist der Kranke für die wirtschaftliche Stärke einer Gesellschaft insgesamt nicht mehr von Nachteil. Im Gegenteil, der Kranke ist ebenso wertvoll wie der Gesunde.«

In der »Gesundheitswirtschaft« geht es wie in jeder anderen Industrie zuvörderst ums Geld. Mit Gesunden lässt sich nicht so viel verdienen wie mit Kranken. Und die Patienten sind da natürlich ein wesentlicher Rohstoff, die Basis des Profits.

»Das mag zynisch klingen«, meint Unschuld, »und ist es

doch nicht unbedingt.« Es ist einfach der Ausdruck eines Wandels in dieser Branche.

Zum Problem wird dieser Politikansatz allerdings, wenn der Anteil der Kranken immer weiter steigt, wenn diese auch gar nicht mehr genesen, sondern immer krank sind, chronisch krank.

Und das sind in Deutschland schon 28 Prozent der 30- bis unter 45-jährigen Menschen, bei den Älteren von 45 bis 64 Jahren sogar 46 Prozent. Viele kehren gar nicht mehr an den Arbeitsplatz zurück, sondern gehen vorzeitig in Rente.

All das kostet. Ein immer größerer Teil der wirtschaftlichen Aktivitäten im Land ist ausschließlich den Krankheiten gewidmet. In der gesamten Europäischen Union ist der Anteil der Krankheitsbekämpfung an der gesamten Wirtschaftsleistung, dem Bruttoinlandsprodukt (BIP), vom Jahr 2000 bis 2015 von 7,3 auf 9,0 Prozent gestiegen. Wobei die einzelnen Länder sehr unterschiedlich betroffen sind: In Polen beispielsweise verlief der Anstieg nur von 5,3 auf 6,3 Prozent, in Spanien von 6,3 auf 9,0, in Österreich von 9,2 auf 10,4 und in Deutschland von 9,8 auf 11,1 Prozent.

Nur: Wenn die Krankheitsindustrie wächst, dann ist das ein problematisches Wachstum. Denn es gibt ja auch diejenigen, die das ganze Wachstum bezahlen müssen, über das die deutsche Bundesregierung so jubelt – und oft wächst die Krankheitsbranche sogar schneller als die gesamte Wirtschaft.

Auf diejenigen also, die alles bezahlen, kommen immer höhere Lasten zu. Der Druck auf die Beitragszahler, also die Konsumenten, die Bevölkerung, die Einzahler, steigt. Schon prognostizieren einige Experten, dass der Beitragssatz in der gesetzlichen Krankenversicherung bis zum Jahr 2060 von 16 auf 25 Prozent steigen werde.

Ein Viertel des Einkommens nur für die Krankheiten der anderen – und die Geschäfte in der »Gesundheitswirtschaft«.

Da könnten sich selbst die duldsamen Deutschen irgendwann weigern, für ständig steigende Krankheitskosten aufzukommen.

So sorgen sich die verwöhnten Akteure aus der Krankheitsindustrie um die stetig sprudelnden Geldquellen. Und bringen sich und ihre Interessen schon mal in Stellung. Die Schlagkraft der Lobbyvertreter von Ärzten und Pharmakonzernen ist legendär; jetzt gibt es noch einen Lobbyverein der Branche, in dem sich verschiedene Geschäftszweige zusammengeschlossen haben: den Club der Gesundheitswirtschaft (cdgw). Da sind nicht nur Pharmafirmen mit dabei wie Pfizer, sondern auch Krankenhausgesellschaften wie Asklepios, Unternehmensberater und Medizingerätehersteller, der Softwarekonzern Microsoft und der Medizinverlag Thieme.

Der Club vermittelt laut Selbstdarstellung unter anderem »exklusive Kontakte« nach Berlin oder Brüssel, zu den Krankheitsexperten der Parteien, den sogenannten Gesundheitspolitikern.

»Wir stehen am Beginn des Jahrhunderts der Gesundheit«, freut sich der Lobbyclub und sorgt sich zugleich, dass »die Versorgungsstrukturen« in Deutschland »nur in marginalen Ansätzen den Anforderungen der Zukunft« entsprechen.

Ein Jahrhundert der Gesundheit? Das dürfte ja wohl kein Problem sein. Gesundheit kostet ja nichts. Für gesunde Menschen braucht es keinerlei »Versorgungsstrukturen«. Sie meinen im Klartext: Das 21. Jahrhundert ist ein Jahrhundert der Krankheit. Wir stecken in einer kranken Epoche, in der immer mehr Menschen an Gebrechen leiden. Und die Politik sollte dafür sorgen, dass noch mehr Geld zu denen fließt, die daran verdienen wollen: »Die Gesundheitswirtschaft ist ein Wachstumsmarkt und kein Feld der Kostendämpfung«, stellte der Lobbyverein schon mal klar, in einem »Mission-Statement«.

Eine »Mission«, das bedeutet nicht unbedingt Bekehrung

von Andersgläubigen. In der Sprache der Krieger kann das auch ein robuster Einsatz sein wie zum Beispiel die »Irak-Mission« der Vereinigten Staaten von Amerika und ihrer Verbündeten. Denn natürlich befinden sich auch sie in einem Krieg, und sie sehen erbitterte Schlachten kommen; Verteilungskämpfe drohen ums Geschäft mit der wachsenden Schar kranker Menschen.

So wird sich einer Prognose zufolge zum Beispiel die Zahl der Demenzerkrankungen von 2017 bis zum Jahr 2050 auf drei Millionen fast verdoppeln. Auch die Herzinfarkte sollen zunehmen, um 75 Prozent, und die Anzahl der Erkrankten an der altersbedingten Makuladegeneration (AMD), einer schwerwiegenden Augenkrankheit und häufigsten Ursache für die Altersblindheit, sogar um 169 Prozent.

Und dabei werden manche Krankheiten wirklich absurd teuer. Beispiel Krebs. 75 Prozent der Bundesbürger fürchten sich davor. 86 Prozent sind dafür, dass die Krebsvorsorge vorangetrieben wird. 69 Prozent finden sogar, dass die Hauptaufgabe von Forschung überhaupt die Ausrottung von Krankheiten wie Krebs sei.

Hier rechnet die Weltgesundheitsorganisation WHO weltweit mit einem Anstieg von 70 Prozent in den nächsten Jahrzehnten von 2018 bis 2038. Und Krebserkrankungen werden wahrhaft königliche Kosten verursachen. Schon ist die Billion erreicht. Nur für Krebs allein. Die genauen Zahlen sind gar nicht bekannt, die Daten der Weltgesundheitsorganisation stammen von 2010, die deutschen aus dem Jahr 2013. Es ist ja auch nicht so wichtig, bezahlen muss das »Kollektiv« ja ohnehin alles, was anfällt.

Und das kann einiges werden. Jedes dritte in Deutschland neu zugelassene Medikament dient der Krebstherapie. Mehr als die Hälfte der forschenden Pharmafirmen arbeitet an neuen Mitteln. Denn es lockt ein fantastischer Absatzmarkt: Jedes

Jahr kommen 500 000 neue Kunden dazu. Für die Krankheitsindustrie ist es natürlich ein schönes Geschäft, wenn sie dann die tollen neuen Medikamente verkaufen kann, die sie entwickelt hat. Die Hoffnungsträger heißen: Pembrolizumab, Atezolizumab, Avelumab. Doch ganz billig sind sie nicht. Das Mittel Provenge des US-Herstellers Dendreon gegen Prostatakrebs soll zum Beispiel 21 000 Euro kosten – pro gewonnenem Monat Lebenszeit. Und so ist es auch bei den anderen Medikamenten. Eines namens Pertuzumab von Roche: 78 000 Euro. Und Ibrutinib von Janssen-Cilag 70 000 Euro. Nivolumab von Bristol-Myers Squibb ist noch ein bisschen teurer: 80 000 Euro. Insgesamt rechnen die Experten etwa bei einem Mittel namens Ipilimumab mit 100 000 Euro Therapiekosten pro Patient, für eine Verlängerung der Lebensdauer um genau vier Monate – im Durchschnitt. Und das bei zum Teil erheblichen Nebenwirkungen, etwa Herzmuskelentzündungen, wie die *Neue Zürcher Zeitung* im Oktober 2019 berichtete.

Doch in der Branche herrscht »Goldgräberstimmung«, sagen Onkologen. Allein die Deutschen mussten den Pharmakonzernen im Jahr 2017 schon 6,5 Milliarden Euro für die neuen Krebsmedikamente bezahlen. Weltweit waren es 121 Milliarden. Und die Renditen sind üppigst: 43 Prozent vom Umsatz sind es beim US-Konzern Pfizer, 24 Prozent beim Schweizer Roche-Konzern.

Die Pharmakonzerne gehören zweifellos zu den Gewinnern im Krieg ums Essen. Denn 30 bis 50 Prozent der Krebsfälle sind eigentlich unnötig – vermeidbar etwa durch besseres Essen. Wenn die Nahrungskette zum Beispiel wesentlich mehr Biolebensmittel enthielte, würde das Krebsrisiko um bis zu 25 Prozent sinken, ergab eine französische Studie im Jahr 2019.

Das gute Bio-Essen aber finden zum Beispiel die Deutschen viel zu teuer. Sie gönnen sich lieber teure Luxusmedikamente für ein paar von der Krebskrankheit bestimmte Monate mehr am Ende des Lebens.

Über die Zusammenhänge zwischen dem billigen Essen, den fetten Profiten der Pharmaindustrie und den steigenden Sozialbeiträgen denken sie lieber nicht nach.

Die Finanzanalystinnen von Morgan Stanley schon. Der Titel ihrer Studie lautet: *The Bitter Aftertaste of Sugar* (Der bittere Nachgeschmack von Zucker). Bei den sogenannten Zivilisationskrankheiten spielt der Zucker eine Sonderrolle. Gerade bei Krebs. Denn Krebszellen lieben bekanntlich Zucker. Aber auch bei der Alzheimerkrankheit, bei Herzproblemen.

Und vor allem: bei jener Krankheit, die alle anderen in den Schatten stellt.

Mit ihrer Macht, die sie über den menschlichen Körper ausübt, mit ihrem Bedrohungspotenzial für ganze Gesellschaften, ja sogar die Weltgemeinschaft.

Wenn Krebs der König der Krankheiten ist, dann ist dieses Leiden der Kaiser, mit erweitertem Herrschaftsanspruch, und zwar weltweit. Ein potenzieller Weltherrscher, oder auch: Weltzerstörer. Noch kämpfen die Politiker dieser Welt gegen seine Macht, oder besser: Sie geben es vor. Denn es ist auch eine finanzielle Macht, die hier im Spiel ist, und da wird es dann brenzlig für die Politik, sich eindeutig zu positionieren zwischen den Lobbyblöcken und ihren Interessen.

Es ist eine Krankheit, die nicht so prominent ist, auch nicht besonders sexy oder gar glamourös; auch beim Publikum, den potenziellen Patienten, ist sie als Feind nicht so im Blick, was auch daran liegen mag, dass die Folgen zunächst nicht so deutlich sind und dass sich die Medizin mittlerweile so gut munitioniert hat. Nur: Die Verteidigungsausgaben steigen stetig und drohen die Budgets zu sprengen.

Die Krankheit heißt Diabetes. Die Zuckerkrankheit. Gefürchtet, weil sie anfangs noch keine Symptome zeigt, später aber einen erstaunlichen Tross von Begleitkrankheiten nach sich zieht, von denen jede allein schon einem Angst einflößen kann: Alzheimer zum Beispiel, Herzleiden, auch Krebs. Viele erblinden, oft müssen auch Beine amputiert werden.

Was natürlich andererseits, aus der Sicht der Gesundheitswirtschaft, einen gewissen Reiz hat. Für diese Branche ist Diabetes natürlich die schönste aller Krankheiten.

Eine Goldgrube. »Die perfekte Krankheit«, schrieb schon die *Frankfurter Allgemeine Zeitung* – natürlich im Wirtschaftsteil. »Gäbe es die Zuckerkrankheit nicht, ein geschäftstüchtiger Pharmamanager würde sie gewiss bald erfinden.«

Glücklich, wer da mitspielen kann. »Wer sich wie der dänische Anbieter Novo Nordisk früh auf die Diabetestherapie spezialisiert hat, kann sich heute über Margen freuen, die selbst für die erfolgsverwöhnte Pharmabranche außerordentlich hoch sind.« Gemäß einer Harvard-Studie aus dem Jahr 2016 sollen die Kosten weltweit bei 825 Milliarden Dollar liegen (750 Milliarden Euro).

Allein in den USA, dem Land, das am meisten für Diabetes ausgibt, werden die direkten medizinischen Kosten derzeit auf 237 Milliarden Dollar geschätzt (215 Milliarden Euro). In Deutschland sollen sie bei 48 Milliarden Euro liegen – die Zahlen stammen aus dem Jahr 2009, liegen mittlerweile also wohl erheblich darüber.

Doch andererseits: Das Geld ist ja nicht weg. Es ist nur woanders. Und viele wollen, dass es dort auch künftig hinfließt.

Dabei dürfte Diabetes eigentlich kein Problem sein. Schließlich könnte die Zuckerkrankheit eigentlich ganz schnell verfliegen. Und zwar nach genau einer Woche. Das kam schon im Jahre 2011 heraus.

Die Hormonforscherin Dr. Ee Lin Lim, die aus Malaysia stammt, hatte zusammen mit Professor Roy Taylor und den

Kollegen vom Zentrum für Altern und Vitalität der Universität im britischen Newcastle upon Tyne im Fachjournal *Diabetologia* berichtet, dass sie bei Diabetespatienten durch schlichtes Fasten schon eine Verbesserung erreicht hatten, und zwar nach nur einer Woche. Die Bauchspeicheldrüse hatte sich erholt, der Körper reagierte wieder besser auf Insulin, und auch die Fettwerte in der Leber hatten sich verbessert.

»Unglaublich, aber wahr«, entfuhr es dem Direktor der Klinik für Endokrinologie, Diabetologie und Rheumatologie am Universitätsklinikum Düsseldorf, Professor Werner A. Scherbaum: »Es ist möglich, den Diabetes binnen einer Woche zu heilen.«

Die Erkenntnisse wurden von weiteren Studien bestätigt, etwa der im Jahr 2017 im Fachjournal *The Lancet* veröffentlichten DIRECT-Studie (Diabetes Remission Clinical Trial). Und von der sogenannten VIRTA-Studie, benannt nach der geldgebenden Firma Virta Health, die ein entsprechendes Behandlungsprogramm entwickelt hat (Werbeslogan: »Bist du es leid, deinen Diabetes nur zu kontrollieren? Schaff ihn einfach ab!«).

Das Geheimrezept dafür: einfach anders essen und trinken.

Es soll möglichst lange ein Geheimrezept bleiben, denn offenbar möchte sich die Krankheitsindustrie eine derart schöne Einnahmequelle nicht kampflos nehmen lassen.

So wunderte sich der deutsche Schauspieler Tetje Mierendorf, Hauptdarsteller in der Fernsehserie *Mein großer, dicker, peinlicher Verlobter*, über die Verhaltenstipps seines Arztes nach der Diagnose Diabetes: »Die Diagnose selbst hatte leider keine Auswirkungen auf mein Verhalten, eher im Gegenteil: Als der Arzt meinte, das Wichtigste sei, dass ich meine Lebensqualität nicht verliere, war das für mich gleichbedeutend mit: ›Machen Sie weiter wie bisher.‹ Und das habe ich dann gemacht, nach dem Motto: Eine Pille morgens, eine abends, noch was gegen

Bluthochdruck – und alles regelt sich von selbst. Erschreckend und aus heutiger Sicht ein Suizid auf Raten.«

Das ist nicht die private Meinung eines einzelnen geschäftstüchtigen Mediziners. Das entspricht der offiziellen Haltung der maßgeblichen Branchenvertreter.

In einschlägigen Ratgebern für Zuckerkranke *(Richtig essen bei Diabetes)* liegt die Betonung eher auf »Genießen erlaubt«. Und: »Diabetiker können – und sollen – reichlich kohlenhydrathaltige Nahrung essen.« Und weiter: »Selbst Kuchen, Schokolade oder ein Glas Wein« seien drin. Und sogar: »Haushaltszucker ist nicht mehr tabu.«

Sogar die Nationale Versorgungsleitlinie Therapie des Typ-2-Diabetes beharrt darauf: »Eine generelle Empfehlung zu einer kohlenhydratarmen Kost bei Menschen mit Typ-2-Diabetes ist wissenschaftlich nicht begründet.«

Das ist eine Strategie, mit der die Krankheit erst recht gefördert wird und Folgekrankheiten wie Herzleiden und Krebs ausgelöst werden, kritisiert der deutsche Arzt und Präventivmediziner Johannes Scholl. Er fordert, die Kranken einfach darüber aufzuklären, wie sie ihre Krankheit wieder loswerden: »Jeder Typ-2-Diabetiker sollte darüber informiert werden, dass sich sein Diabetes zurückbilden kann.«

Klingt wie eine pure Selbstverständlichkeit. Doch eine Heilung wäre ökonomisch leider nicht im Sinne der Krankheitswirtschaft. »Das Dilemma ist, dass die großen Player im Gesundheitswesen daran auch kein Interesse haben dürften«, klagte Scholl im Jahr 2018 in der Zeitschrift *MMW Fortschritte der Medizin:* »Verdient wird nur an den Kranken.« Deshalb haben sie auch kein großes Interesse an einer erfolgreichen Behandlung der Zuckerkrankheit: »Eine Diabetesremission verursacht in vielen Bereichen einen ökonomischen Schaden.«

Aufs Ganze gesehen sieht er erhebliche Probleme auf das medizinische System zukommen: »Ein ›weiter so‹ im Gesundheitswesen kann es nicht geben, sonst fährt es in absehbarer Zeit gegen die Wand.«

Das Dumme ist nur: Mittlerweile hat sich eine neue Nahrungskette etabliert, in der das dominiert, was diese Krankheit fördert. Und an der Spitze steht sogar ein neues Grundnahrungsmittel: das ungesündeste, das die Welt kennt.

5. Toxische Umgebung

Riskante Versorgung: Die Tücken der industriellen Nahrungskette

Es war wohl so etwas wie ein Staatsgeheimnis, das er mir gegenüber am Telefon da so ausgeplaudert hatte. Deshalb durfte ich auch seinen Namen nicht nennen. Es handelt sich um einen in Fachkreisen sehr prominenten Forscher, bei einer deutschen Bundesbehörde tätig, später auch international. Er gilt als industrienah und hat aus seinen Sympathien auch nie ein Geheimnis gemacht. In unserem Telefonat ging es um gesunde Ernährung.

Gesunde Ernährung? Da musste er laut lachen. Das geht doch gar nicht.

Und ich darauf: Aber wieso das denn? Es kann doch jeder einen Apfel kaufen. Kiwi, Birne, einen Naturjoghurt.

Wie wir halt so denken: Ich bin selbst für meine Ernährung verantwortlich; ob sie gesund ist oder nicht, das liegt an meinem individuellen Verhalten.

Der Professor wusste es natürlich besser. Denn es hängt natürlich auch vom Angebot ab. Vor allem, wenn es um die Zukunft der Ernährung geht, auch um ihre Folgen, für die Gesundheit der Menschen auf diesem Planeten. Gesunde Ernährung, das geht nicht, weil schlicht das Angebot nicht ausreicht.

Mir persönlich hat das Gespräch die Augen geöffnet. Es geht nicht um mein persönliches Verhalten, es geht um die Verhältnisse. Es geht um die »toxische Umgebung«, wie das die Wissenschaftler nennen, und um die Versorgungskette (supply chain). Seither gehe ich mit anderen Augen durch den Supermarkt, gewissermaßen entlang einer unsichtbaren roten Linie. Vorne ein bisschen Gesundes, Obst, Gemüse, weiter hinten Milch und Butter, und dann, auf der anderen Seite, der große Rest: Fertigprodukte, Milchshakes, Margarine, das meiste von zweifelhaftem Gesundheitswert. Selbst in der Babyabteilung: alles aus Fabriken. Jenseits der roten Linie. Wenn sich hier alle gesund ernähren wollten, dann gäbe es jeden Tag Schlägereien um die paar gesunden Sachen.

Ohne dass wir es bewusst wahrgenommen haben, hat sich die Nahrungsversorgung auf diesem Planeten fundamental verändert – mit dramatischen Folgen für die Ernährung der Menschheit. Und mit aktiver Unterstützung der Politik.

Im 21. Jahrhundert dominiert ein Nahrungsangebot, das billig ist, allgegenwärtig – und ungesund. Eine industrielle Parallelwelt, die mit der Nahrungskette, die die Menschheit bisher durch die Evolution begleitet hat, kaum noch etwas gemein hat. Mittlerweile beherrscht sie die Ernährung der Menschheit, sie hat zunächst die reicheren Länder erobert und anschließend die mittleren und ärmeren. Mit katastrophalen Folgen.

Zum ersten Mal in der Menschheitsgeschichte sind nicht Störungen in der Nahrungskette das Problem, Verunreinigungen, Krankheitserreger. Im 21. Jahrhundert ist das Versorgungssystem selbst zum Risikofaktor geworden.

Die Rationalisierung der Lebensmittelproduktion, bisher ein Segen, die immer mehr Menschen erschwingliche Nahrung verschafft hat, schafft jetzt ganz neue Bedrohungen, und zwar im Weltmaßstab. Dank industrieller Produktionsweise wurden ganz neue Angebote geschaffen, auf die der menschliche Körper nicht vorbereitet ist – und die zum Störfaktor für die Gesundheit werden.

Dazu gehören neuartige Chemikalien, die zuvor nie in den Verdauungskanal gelangt waren. Produkte ohne Vorbild in der

Natur, wie Coca-Cola oder Red Bull. Berge von Fleisch wie nie zuvor – und ein völlig neues Grundnahrungsmittel.

Nicht der Weizen steht heute an der Spitze bei der Nahrungsproduktion, wie wohl die meisten vermuten würden, wenn die Frage aufkäme bei einem Gewinnspiel oder einer TV-Show. Manche würden vielleicht, mit Blick auf die vielen Asiaten, auf den Reis tippen. Oder den Mais.

Ganz falsch.

Das Topprodukt ist der Zucker. Weltweit werden davon unglaubliche 2168 Millionen Tonnen produziert. Pro Jahr. Also: Über zwei Milliarden Tonnen. Das entspricht 31 Millionen Eisenbahnwaggons, die hintereinandergereiht zehnmal um die Erde reichen würden oder sogar einmal bis zum Mond und noch ein Stück weit darüber hinaus. Ohne Lokomotive, versteht sich.

Und nächstes Jahr käme natürlich eine neue Ladung. Wieder bis zum Mond, und ein Stückchen darüber hinaus.

31 Millionen Hektar weltweit werden für das ungesündeste Element der Nahrungskette verschwendet. Fast doppelt so viel wie im Jahre 1961.

Ein imposanter Zuwachs. Die Produktionszahlen können auch eine Erklärung sein für den Anstieg bei den sogenannten Zivilisationskrankheiten: kein Wunder, wenn ausgerechnet der Hauptverdächtige sozusagen global in aller Munde ist.

Dabei schwören Politiker ja eigentlich, wenn sie in die Regierung eintreten, dass sie Schaden vom Volk wenden wollen. Und wenn ein gütiger König für sein Reich, sagen wir: Lummerland, eine Liste mit den wichtigsten Lebensmitteln aufstellen müsste, dann wäre es undenkbar, dass er auf den ersten Platz das Ungesündeste setzt, was es zu kaufen gibt, und das dann eisenbahnwaggonweise in den Kaufladen liefern lässt. Das wäre nicht gütig, sondern hinterhältig, und so ein König müsste natürlich sofort aus seinem Land gejagt werden. Die Politik hat es, dank jahrhundertelanger Bemühungen, geschafft. Das Ergebnis ist ein »gesundheitsschädliches globales Lebensmittel-Versorgungssystem«, wie das die Wissenschaftler von der NOVA-Forschungsgruppe nennen, die erstmals ein adäquates System vorgeschlagen haben für die gesundheitliche Bewertung der Nahrung aus dieser Versorgungskette – nach dem Grad der industriellen Verarbeitung. Ein Kriterium, das es bisher gar nicht gegeben hatte,

Tatsächlich haben sich die Verhältnisse dramatisch verschoben.

Völlig in den Hintergrund geraten hingegen ist das Gesunde.

Denn auch nach dem Spitzenreiter Zucker kommt nicht etwa Gemüse oder Obst, beispielsweise Himbeeren, die von Krebszellen bekanntlich gehasst werden. Davon werden weltweit nur knapp 800 000 Tonnen produziert. Und die von Medizinern ebenfalls mit Lob überhäuften Heidelbeeren mit ihren 600 000 Tonnen werden in der modernen Versorgungskette mengenmäßig sogar weit übertroffen von einem prominenten Problemprodukt: dem berüchtigten Geschmacksverstärker Glutamat, der das Hirn schädigen kann, bei Alzheimer eine Rolle spielen soll und auch beim Übergewicht. Globale Produktionsmenge: über drei Millionen Tonnen. Fast viermal so viel wie Himbeeren.

In der neuen Nahrungskette wird sogar völlig Natürliches zum Problem. Die Zitronensäure beispielsweise, eigentlich ein lebenswichtiges Element, in Zitronen und anderen Früchten enthalten, auch im menschlichen Körper, schadet ihm plötzlich, wird zum gefürchteten Zahnschädling, steht auch in Verdacht bei Alzheimer und bei Hyperaktivität, weil sie jetzt in Massen kommt, in der *Fanta*, in *Haribo Goldbären* und unzähligen Fertiggerichten. Denn die Zitronensäure wird industriell hergestellt aus einem Schimmelpilz namens Aspergillus niger. Weltweite Produktionsmenge: 2,5 Millionen Tonnen.

Verrückte Verhältnisse.

Klar, dass es da auch Erdbeeren nicht in die Spitzengruppe schaffen, mit kaum 10 Millionen Tonnen (40 Prozent davon aus China). Oder auch die Äpfel, trotz respektabler 83 Millionen Tonnen (die Hälfte aus China).

Nicht einmal der Weizen für das tägliche Brot erreicht einen Podestplatz mit seinen 772 Millionen Tonnen, wenn der Zucker fast aufs Dreifache kommt, ähnlich wie beim Reis (770 Millionen Tonnen) oder bei den Kartoffeln (388 Millionen Tonnen). Für jede Portion Pommes (von 150 Gramm), die der Menschheit aufgetischt wird, kommt fast eine Kilopackung Zucker daneben (genau 883 Gramm).

Das sind die Relationen im Versorgungssystem des 21. Jahrhunderts. Die einstigen »Grundnahrungsmittel« schaffen es im 21. Jahrhundert nicht mehr auf die Toppositionen.

Zwar kommt auf den zweiten Platz nach dem Zucker der Mais, mit immerhin 1135 Millionen Tonnen. Aber nicht, weil die Weltbevölkerung ihre Vorliebe für Tortilla entdeckt hätte; das meiste davon wird den Tieren zum Fraß vorgeworfen und verändert damit die Verhältnisse weiter, mit Billigschnitzel und Hähnchenschenkeln aus Quälhaltung.

Ähnlich ist es bei Soja: 353 Millionen Tonnen werden weltweit produziert. Doch nur einen kleinen Teil davon schlucken die Menschen in Form von Tofu oder Soja Latte. Über 80 Prozent geht in den Futtertrog.

Allein das kleine Österreich verbraucht davon 550 000 Tonnen, Deutschland sogar sechs Millionen Tonnen, insgesamt sind es in der Europäischen Union 33 Millionen Tonnen. Das entspricht einer Anbaufläche von über zehn Millionen Hektar in anderen Ländern, jenseits des Ozeans. »Fernfütterung« nennen das Kritiker.

Im Krieg ums Essen haben sich die Fronten verschoben. Während Medien und Öffentlichkeit noch auf die Landwirte eindreschen wegen Versündigung an Klima und Umwelt, haben im Hintergrund längst ganz andere Mächte die Welt erobert und setzen die Standards, von den Medien weithin unbeachtet. Natürlich in ganz anderen Dimensionen.

Zum Beispiel jene vier riesigen Konzernkonglomerate, die für die Versorgung mit Rohstoffen etwa für die Nahrungsproduktion, aber auch für die Massentierhaltung zuständig sind: das Quartett mit dem einprägsamen Kürzel ABCD und einem Gesamtumsatz von 350 Milliarden US-Dollar.

Das »A« steht für den US-Konzern Archer Daniels Midland (ADM), Hauptsitz Chicago, Umsatz 68 Milliarden US-Dollar. Die Deutschland-Zentrale hat ihren Sitz in Hamburg. Rund 3,7 Millionen Tonnen Sojabohnen im Jahr verarbeitet ADM an drei Standorten, Hamburg ist der größte. Auch Geschmacksstoffe gehören zum Imperium, so hat der Heidelberger Hersteller Wild *(Capri Sun)* seine Aromenproduktion an den US-Giganten verkauft.

Das »B« steht für Bunge aus den USA, Firmensitz aus steuerlichen Gründen auf den Bermudainseln. Die echte Hauptverwaltung ist in White Plains angesiedelt im US-Bundesstaat New York. Umsatz: 44 Milliarden Dollar.

Das »C« steht für Cargill, die Firma gehört zu den weltgrößten Familienunternehmen mit einem Umsatz von 120 Milliarden Dollar und hat ihren Sitz im US-Bundesstaat Minnesota. Cargill produziert auch Fleisch, Zusatzstoffe und Kosmetikprodukte *(Cargill Beauty)*.

Das sind die diskreten Mächte, die im Hintergrund der neuen Nahrungskette operieren. Mittlerweile gehören auch russische und chinesische Konkurrenten dazu.

Die Öffentlichkeit erfährt nur im Ausnahmefall von ihnen, wie bei jener Konzerngruppe, die für das »D« im Quartett der heimlichen Giganten steht: die Firma Dreyfus. Der Ausnahmefall, das war die Affäre um das deutsche »Sommermärchen«, die Fußballweltmeisterschaft in Deutschland 2006, bei der es hinterher um nie ganz geklärte Vorgänge ging, um eine Zahlung von 10,3 Millionen Schweizer Franken, bei denen sogar der deutsche Fußball-Kaiser Franz Beckenbauer eine – ebenfalls nicht ganz geklärte – Rolle spielte, und um einen Mann namens Robert Louis-Dreyfus, der mittlerweile verblichen ist und eine Witwe hinterlassen hat, Margarita Louis-Dreyfus, die auch manchmal in den Medien auftaucht, weil sie einmal ein armes russisches Waisenkind war und jetzt eine der reichsten Frauen Europas ist. Ihr Vermögen beträgt acht Milliarden Dollar, und sie gilt als »listige Witwe«, weil sie jetzt Herrin über diesen Agrarhandelskonzern geworden ist: die Louis Dreyfus Company (LDC).

Der Konzern setzt 56 Milliarden Dollar im Jahr um, handelt mit Weizen, Mais, Reis, Soja und Kaffee und gehört auch zu den drei Firmen, die aus Brasilien die Hälfte des weltweit getrunkenen Orangensaftes auf den Markt bringen.

Das ist die Schlachtordnung beim Kampf der Giganten um die Vorherrschaft in der Nahrungskette. Es sind nicht viele Akteure, die den vielen Millionen kleinen Bauernfamilien gegenüberstehen, die bisher die Menschheit ernährt hatten. Im Krieg ums Essen sind die Bauern unbedeutende Fußsoldaten, eher Befehlsempfänger, eher Opfer als Täter, ausführende Organe ohne Einfluss, und sie werden von den Medien an den Pranger gestellt, wenn es um die Kollateralschäden geht für die Menschen, die Umwelt und das Klima, weil es einfacher und billiger ist, mal kurz mit der Kamera aufs Land zu fahren und Ställe und Traktoren zu filmen, als die Akteure im Hintergrund, die die Fäden ziehen, die Fakten schaffen und so sehr diskret, ohne viel Aufsehen, die Zusammensetzung des weltweiten Nahrungsangebots fundamental verändern.

Denn natürlich hat das System die Nahrungskette und damit die Nahrungsaufnahme der Menschen auf diesem Planeten fundamental verändert. Es begünstigt Waren, die lange halten und sich über weite Strecken transportieren lassen. Sie werden in großen Mengen produziert und billig verkauft. Wie zum Beispiel das neue globale Grundnahrungsmittel Nummer eins, der Zucker.

Wenig Chancen haben hingegen gesunde Lebensmittel wie die Himbeeren, die praktisch schon auf dem Weg vom Garten in die Küche zermatschen und daher nicht globalisierungsfähig sind. Sie sind ungeeignet für das industrielle System, in dem Obst erst in einen ungesunden Zustand verwandelt werden muss, den Saft. Der findet sich darum in langen Regalreihen im Supermarkt – als neues Gesundheitsrisiko, wegen erhöhter Fruchtzuckergehalte und industrieller Erhitzung.

Entschieden weiterreichend ist aber sicher der Effekt dieses Systems für die Tierhaltung. Denn erst der massenhafte Import von Sojafutter – von der Politik durch Zollfreiheit noch begünstigt – ermöglicht hierzulande die Massentierhaltung. Die wiederum hat den Fleischanteil in der Nahrungskette so weit in die Höhe getrieben, dass es allen schadet: den Tieren, den Menschen, der Umwelt, dem Klima.

So stammen beispielsweise 98 Prozent aller Masthähnchen auf dieser Welt von nur drei Konzernen – und der größte ist ein deutscher: die EW Group, benannt nach dem norddeutschen Geflügelindustriellen Erich Wesjohann.

70 Prozent aller Hühner weltweit, die weiße Eier legen, stammen aus ihrer Produktion. Der Agro-Gigant steckt hinter jedem dritten Ei, das weltweit gelegt wird; er ist nach eigenen Angaben der größte Anbieter von Legehennen, liefert jährlich sechs Millionen Hennen und 720 000 Hähne in alle Welt. Auch bei den Masthähnchen ist der Konzern führend. Drei Viertel des weltweiten Mastgeflügels kommen von nur zwei Unter-

nehmen, eins davon gehört zur EW Group. Zur Familie zählt auch die PHW-Gruppe (Wiesenhof), in deren Angebot sind neben Geflügelprodukten auch Arzneien für Menschen und Tiere.

Das ist das Merkmal dieser neuartigen, global organisierten Nahrungsversorgung auf Konzernbasis: Die Krankheiten gehören ganz selbstverständlich dazu.

Kranke Tiere, kranke Umwelt, kranker Mensch.

In der globalen Tierindustrie werden die Krankheiten sozusagen gleich mitgezüchtet, vermehrt und weltweit verbreitet.

So erhöht die industrielle Massentierhaltung das Risiko für die Ausbreitung von Krankheitserregern: Campylobacter, Salmonellen und die gefährlichen E.coli-Bakterien, an denen immer wieder Kinder sterben: sie fanden sich nicht nur in Hamburgern amerikanischer Fast-Food-Ketten, zuerst bei McDonald's, sondern auch im Hackfleisch von Lidl, in Deutschland, Norwegen und Spanien.

Ursache: Artwidrige Fütterung, statt mit Gras mit getreidehaltigem Kraftfutter, geliefert von Händlern wie jenen aus dem diskreten Quartett der Giganten. Was nicht nur aggressive Bakterien züchtet, sondern auch dazu führt, dass es in Milch, Butter, Käse und Fleisch an den berühmten Omega-3-Fetten fehlt, die wichtig sind für Sehkraft, Herz, Intelligenz und Psyche.

So ist die industrialisierte Massenproduktion der Nahrung nicht nur eine Gefahr fürs Klima und die Umwelt, sondern auch für die menschliche Gesundheit. Und sogar noch der Kampf gegen die Krankheitserreger wird zum Gefahrenherd eigener Art, denn die massenhaft eingesetzten Antibiotika erhöhen das Risiko für Resistenzen, sodass die Waffen auch der Humanmedizin zunehmend stumpf werden.

So hat das Fleisch durch die global organisierte Massenproduktion seinen Charakter verändert und seine Bedeutung für den Organismus. Einst war es ein wichtiges Element bei der Evolution des Menschengeschlechts, denn es löste einen Sprung in der Entwicklung der menschlichen Gattung aus. Heute wird es zum Problem für die Gesundheit. Durch industrielle Massentierhaltung superbillig verfügbar, wird es massenhaft konsumiert – und überfordert so den menschlichen Körper durch einen evolutionär nicht vorgesehenen Proteinschock.

So hatte die berühmte Harvard School of Public Health in Boston im US-Staat Massachusetts schon 2012 auf erhöhte Risiken hingewiesen. Sogar ein früherer Tod drohe durch »rotes Fleisch«, also Rind, Schwein, Lamm, denn es wird in Verbindung gebracht mit »Typ-2-Diabetes, Herzkrankheiten, Schlaganfall und mehreren Arten von Krebs«. 2014 warnte die Schweizerische Ernährungskommission vor gesundheitlichen »Langzeitwirkungen«, im Oktober 2015 sogar eine Expertengruppe der Weltgesundheitsorganisation (WHO). Und bei der Wurst sehen die Experten ein noch größeres Risiko: Da spielen auch Salz und diverse Zusatzstoffe noch eine Rolle.

Die Macht der Verarbeitung blieb bei der Beurteilung der Nahrung bisher merkwürdigerweise völlig unberücksichtigt. Und so fehlte es an präzisen Begriffen, welche Elemente der neuen Nahrungskette in welcher Weise zum Gesundheitsrisiko geworden sind.

Mittlerweile hat sich dafür das bereits erwähnte NOVA-Konzept etabliert, das weltweit bei der Analyse der Veränderungen in der Nahrungsversorgung und ihrer Konsequenzen für die Gesundheit der Menschen auf diesem Planeten akzeptiert ist.

Das Neue an diesem Konzept: Es unterscheidet die Nahrung nach dem Grad der industriellen Verarbeitung. Bisher ging es um Kalorien oder Nährstoffe, um Proteine, Fett, Kohlenhydrate, Vitamine. Es waren die Kategorien des vorangehenden Jahrhunderts, als die Nahrung noch weitgehend naturbelassen war. Im 21. Jahrhundert aber spielt die industrielle Verarbeitung die wesentliche Rolle. Beispiel Vitamine: Da macht es einen großen Unterschied, ob es sich um echte, in die Früchte der Nahrung eingebundene Vitamine handelt oder ob sie chemisch erzeugt werden – zugesetzt oder gar separat verzehrt.

Das NOVA-Konzept liefert ein differenziertes Modell zur Klassifizierung, das die unterschiedlichen Stufen der Verarbeitung in den Mittelpunkt der Bewertung rückt.

Auf der ersten Stufe stehen dabei die Früchte der Natur, die Beeren, Äpfel, Birnen, auch Eier, Steaks, Nüsse, Haferflocken.

Auf der zweiten Stufe dann die leicht verarbeiteten Produkte wie Essig und Öl, Butter.

Auf der dritten Stufe finden sich etwa Dosentomaten, Parmaschinken, Bier und Wein.

Und auf der vierten schließlich die Innovationen der globalen Food-Konzerne, die ultraverarbeiteten Nahrungsmittel – jene Produkte, die mittlerweile zur Krankheitsquelle eigener Art geworden sind.

Bei ihnen handelt es sich nach der Definition der NOVA-Forscher um völlig neuartige Verzehrprodukte, die mit herkömmlichen, natürlichen Lebensmitteln kaum etwas zu tun haben. Es sind nicht einfach veränderte (»modifizierte«) Lebensmittel, sondern spezielle Konstruktionen (»Formulierungen«), die »größtenteils oder vollständig« zusammengesetzt sind aus Zutaten, die aus Lebensmitteln gewonnen wurden (etwa Granulaten aus Hühnerfleisch, genannt »Trockenhuhn«), sowie chemisch hergestellten Zusatzstoffen.

Typische Beispiele: die Tütensuppe. Die Fertigpizza aus dem Tiefkühlfach. Das fertige Müsli aus dem Pappkarton oder auch die Cornflakes. Neuartige Getränkekonstruktionen wie *Coca-Cola, Pepsi Cola, Red Bull.* Der Babybrei aus dem Gläschen. Oder die ganzen anderen Pulverprodukte: von der Kindermilch über das Kartoffelpüree bis zum Fertigcappuccino – allesamt Produkte, die mit herkömmlichen haushaltsmäßigen

Bordmitteln niemals hergestellt werden könnten. Und je länger sie halten, desto mehr mussten sie manipuliert werden, desto weiter entfernt von der Natur sind sie auch, von der Substanz her – und umso minderwertiger, im Vergleich zu echten Lebensmitteln.

Vor allem diese Art von Nahrung ist den NOVA-Forschern zufolge mit Gesundheitsschäden verbunden. »Ihr Verzehr ist systematisch mit der Verschlechterung der allgemeinen Ernährungsqualität verbunden.«

Natürlich gilt auch hier: Die Dosis macht das Gift. Allerdings ist es so, dass die Dosis weltweit steigt, weil die Ultranahrung in vielen Ländern mittlerweile dominiert. Wobei es allerdings erhebliche Unterschiede gibt zwischen den einzelnen Ländern, wie eine 2017 im Journal *Public Health Nutrition* veröffentlichte Untersuchung von NOVA-Pionier Professor Monteiro und seinen Kollegen ergab. Insgesamt stammte demnach in 19 europäischen Ländern ein Viertel aller Kalorien aus solchen ultraverarbeiteten Konzernprodukten – allerdings waren es in manchen Ländern nur sehr wenig, 10,2 Prozent etwa in Portugal und 13,4 Prozent in Italien. In der Spitzengruppe bestand allerdings die Hälfte der verzehrten Kalorien aus den als Krankheitserreger verdächtigten Ultranahrungsmitteln auf Level 4 im NOVA-System: 46,2 Prozent etwa in Deutschland und 50,4 Prozent in Großbritannien. In den USA sollen es sogar 58 Prozent sein.

Die Dosis steigt also, die Verhältnisse verändern sich, der Wert der gesamten Nahrungsmenge sinkt, der schädliche Anteil steigt. Und damit die Relevanz für die globale Gesundheit. Solche Nahrung ist demnach vor allem verantwortlich für die weltweite »Pandemie von Übergewicht und Diabetes«, die zu den »phänomenalen globalen Katastrophen« gehören, wie die NOVA-Forscher 2019 im Journal *World Nutrition* schrieben.

Die Politik hat solche Produkte und damit diese Probleme nicht verhindert, sondern ermöglicht, durch Legalisierung von Zutaten, die es nie zuvor gegeben hatte in der Nahrungskette und auf die der Mensch deshalb evolutionär auch nicht vorbereitet ist. Es sind Zusätze, die auch gar nicht den Menschen zuliebe eingesetzt werden und deren Gesundheit und Wohlbefinden nicht nutzen, sondern eher schaden. Sie werden ausschließlich eingesetzt, um die Natur zu überlisten und die Produkte widernatürlich lange haltbar zu machen. Dafür dienen diese Zusätze, die Konservierungsstoffe, die Emulgatoren, natürlich auch die vielen Ingredienzien, die ausschließlich der Täuschung dienen: die Farbstoffe, die Aromen und Geschmacksverstärker.

In traditioneller Nahrung, überhaupt in der Natur, gibt es solche Zusätze nicht. So hatten die Gesundheitsexperten anfangs auch schwerste Bedenken gegen diese »Gifte«, wie sie damals genannt wurden, etwa bei zwei Konferenzen der Weltgesundheitsorganisation (WHO) und der Organisation für Ernährung und Landwirtschaft (FAO) der Vereinten Nationen, die in den 1950er-Jahren in Rom und in Ascona stattfanden.

Besorgnis rief damals vor allem die ständige Zufuhr dieser absichtlich zugesetzten »Gifte« in der alltäglichen Nahrung hervor, denn auch kleine Mengen können auf Dauer gefährlich werden. So könne sich also »die fortgesetzte Gabe kleiner Dosen sogar als wesentlich wirksamer« erweisen »als die Behandlung mit wenigen großen Dosen«, meinte der Freiburger Medizinprofessor Hermann Druckrey in seinem Bericht über die Zusatzstoffkonferenzen in Rom und Ascona, der 1957 in der *Deutschen Medizinischen Wochenschrift* erschien.

Das Fazit: »Nach den neuen Erkenntnissen liegen die Gefahren für eine gesundheitliche Schädigung durch Fremdstoffe in Lebensmitteln besonders in der Möglichkeit extrem chronischer Giftwirkungen.«

In der Folge setzte sich eine paradoxe Reaktion der Politik auf die diesbezüglichen Veränderungen in der Nahrungskette durch. Je mehr von diesen »Giften« eingesetzt wurden, je größer also die Mengen wurden, mit denen die Konsumenten konfrontiert und je bedenklicher also die Risiken und Nebenwirkungen wurden, desto mehr schwanden die Bedenken auf politischer Ebene, etwa in der Europäischen Union. Schließlich gipfelte diese Entwicklung in einer völlig neuen Bewertung, ja Aufwertung dieser »Gifte«. Sie wurden durch die europäischen Institutionen förmlich geadelt und zu segensreichen Zutaten erhoben: als »Stoffe zur Verbesserung von Lebensmitteln« (im internationalen Fachjargon: Food Improvement Agents). So lautet jetzt die offizielle amtliche Bezeichnung für die Gifte, deren Charakter sich selbstverständlich nicht geändert hat, sondern nur ihr gesetzlicher Status.

Zur Regelung des Umgangs mit diesen edlen Ingredienzien hat die Europäische Union ein ganzes Quartett aus Vorschriften erlassen, das Food Improvement Agents Package (FIAP), bestehend aus vier Einzelverordnungen: die Verordnung (EG) Nr. 1331/2008 über ein einheitliches Zulassungsverfahren, die Verordnung (EG) Nr. 1332/2008 über Lebensmittelenzyme, die Verordnung (EG) Nr. 1333/2008 über Lebensmittelzusatzstoffe und schließlich die Verordnung (EG) Nr. 1334/2008 über Aromen.

Die Europäische Kommission hatte das so vorgeschlagen; der zuständige Lobbyverband »unterstützte« das Projekt, lud auch die Mitglieder des Europäischen Parlaments zu einem »denkwürdigen Abend«, bei dem Politiker und Lobbyisten bei hübsch anzusehenden Häppchen gemeinsam die »Zukunft des Essens« feierten.

Was jetzt natürlich nicht mehr so dringend war, waren Maßnahmen irgendwelcher Art zur Überwachung der Aufnahme oder der daraus resultierenden Gesundheitsgefahren. Es wollte auch niemand mehr danach fragen, weder Politiker noch Medien.

Erst der Europäische Rechnungshof übte schließlich massive Kritik in einem 2019 erschienenen Sonderbericht mit dem Titel »Chemische Gefahren in unseren Lebensmitteln. Politik der EU zur Lebensmittelsicherheit schützt uns, steht jedoch vor Herausforderungen«. Offenbar fühlen sich die Prüfer nicht nur für Finanzielles zuständig, sondern für Missstände aller Art.

Zum Beispiel die Gefährdung der europäischen Konsumenten durch solche Chemikalien. Dabei ging es den Prüfern neben Pflanzengiften um Lebensmittelzusatzstoffe und Aromen, aber auch um zugesetzte Vitamine, die viele Verbraucher in der Hoffnung schlucken, sie täten ihrer Gesundheit Gutes – in Wahrheit können sie sogar häufig das Leben verkürzen.

Kontrollen? Fehlanzeige. Zwar herrscht den Rechnungsprüfern zufolge ständig »erheblicher Druck, neue Stoffe zuzulassen«, weshalb die Zahl der zugelassenen Stoffe stetig steigen würde. Doch die europäische Lebensmittelsicherheitsbehörde EFSA sei mit der Prüfung und Bewertung der ständig steigenden Zahl von Chemikalien massiv überfordert, ihre Kapazitäten würden »überstrapaziert«. Mit der Folge, »dass die Behörden nicht in der Lage sind, alle regulierten Stoffe eingehend zu überprüfen«. So herrscht in der Europäischen Union bezüglich der Chemie im Essen gewissermaßen Anarchie, monierte der zuständige Rechnungsprüfer: »Tausende Stoffe werden praktisch nicht kontrolliert.«

Unmissverständliche Kritik übten die Kontrolleure auch an einzelnen Mitgliedstaaten der Europäischen Union, die eigentlich »den Verzehr und die Verwendung von Lebensmittelzusatzstoffen und Aromastoffen überwachen« müssten, sich aber offenbar tot stellten. »Die Mitgliedstaaten stellen nicht immer die für wissenschaftliche Bewertungen erforderlichen Daten bereit, obwohl sie gesetzlich dazu verpflichtet sind oder von der EFSA dazu aufgefordert wurden.«

Da könnte sich zum Beispiel die Bundesrepublik Deutschland angesprochen fühlen: Das Land sträubt sich seit Jahrzehnten, irgendwelche Erkenntnisse über die Belastung der Bevölkerung mit chemischen Zusatzstoffen in der Nahrung zu bekommen.

Dabei hatte die Europäische Union schon im Jahr 1995 vorgeschrieben, »dass jeder Mitgliedstaat Verbrauch und Verwendung von Lebensmittelzusatzstoffen überwacht« und »einen Bericht hierüber vorlegt«. Und zwar innerhalb von drei Jahren, also bis 1998.

Die Bundesrepublik Deutschland ließ sich davon nicht aus der Ruhe bringen.

Obwohl manche EU-Staaten vorläufige Erhebungen angestellt hatten, aus denen vor allem für Kinder teilweise haarsträubende Überschreitungen der zulässigen Verzehrsmengen hervorgingen, bei manchen Chemikalien bis zum Zwölffachen über der akzeptablen täglichen Dosis.

Die deutschen Behörden aber zeigten großes Verständnis für die Belange der Industrie. So zum Beispiel der Chef jener staatlichen Behörde, die für die Erhebung von Verzehrsdaten zuständig ist (»Nationale Verzehrsstudie«). Er äußerte großes Verständnis für die Interessen der Hersteller, die die neuen Problemelemente, die sie in die menschliche Nahrungskette einschleusen, als Betriebsgeheimnis betrachten. Und zwar zu Recht, meinte der oberste staatliche Ernährungsforscher Deutschlands, der Präsident des Bundesforschungsinstituts für Ernährung und Lebensmittel (Max Rubner-Institut), der die Interessen der Konzerne über die einschlägigen EU-Vorgaben stellte und deshalb lieber keine Daten erheben wollte über die Verzehrsmengen bei chemischen Nahrungszusätzen:

»Dann müssten Sie die Informationen von den Firmen haben, wie viel Zusatzstoffe enthalten sind. Keine Firma kann gezwungen werden, ihre exklusiven Formulierungen für die einzelnen Produkte anzugeben. Sie hat schließlich die Urheberschaft einer bestimmten Zusammensetzung. Das ist etwas, worauf der Hersteller ein bestimmtes Anrecht hat, wenn er solche Produkte entwickelt hat, das nicht offenzulegen.«

Was er offenbar nicht so wichtig fand: dass auch die Konsumenten ein Anrecht haben, zu erfahren, wie viel sie von solchen Stoffen aufnehmen. Denn bekanntlich macht die Menge ja das Gift.

Aber der oberste staatliche Ernährungsforscher der Bundesrepublik Deutschland war eben auch anderen Partnern verbunden.

Er war in doppelter Mission unterwegs, diente nicht nur den Steuerzahlern, den Konsumenten, sondern auch mit großem Einsatz den Konzernen, wie sich bei einer überraschenden Begegnung auf eigentlich fremdem Terrain plötzlich offenbarte.

6. Trickreiche Wissenschaft

Käufliche Experten: Professoren als gefährliche Trolle der Industriegiganten

Es war vielleicht diese Begegnung, die mein Weltbild am nachhaltigsten erschüttert hat. In einem Luxushotel am Brüsseler Flughafen tagte die weltweit einflussreichste Lobbytruppe von Konzernen wie Nestlé, McDonald's, Coca-Cola, Red Bull. Ich hatte mich im Tagungshotel einquartiert. Morgens im Aufzug traf ich dann zu meiner großen Überraschung den obersten staatlichen Ernährungsforscher Deutschlands, Chef einer Behörde mit 40-Millionen-Euro-Etat, direkt der deutschen Bundesregierung unterstellt. Oh, sagte ich, Sie hier? Ich dachte immer, es gäbe einen Unterschied zwischen der deutschen Bundesregierung und Coca-Cola. Gibt es auch, meinte er; die anderen hätten mehr Geld. Und als staatlicher Ernährungsforscher müsse er natürlich auch verfolgen, was sich auf der anderen Seite tut, bei der Industrie.

Unten angekommen, begaben wir uns dann in den Saal. Ich setzte mich hinten als Beobachter in die letzte Reihe, er aber ging ganz nach vorn bis zu dem Tisch mit dem Schild »Chair«. Der oberste staatliche Ernährungsforscher der deutschen Bundesregierung arbeitete im Nebenjob für die Lobby der Food-Konzerne – nicht nur als der Sitzungsleiter dieser Veranstaltung hier. Zuvor war er auch in den Verwaltungsrat der Organisation gewählt worden (Board of Directors), was »eine Ehre« für ihn sei. Im weltweiten Stiftungsrat war er ebenfalls Mitglied (Board of Trustees).

Der oberste staatliche Ernährungsforscher – unterwegs in dop-

pelter Mission. Sein Name: Prof. Dr. Dr. Gerhard Rechkemmer. Bezahlt von den Bürgern, engagiert im Lobbyverband für die Interessen der Konzerne.

Mittlerweile ist er in Pension, sein Nachfolger kam von einer Tierärztlichen Hochschule, die einmal eine staatliche war, dann aber zur Stiftung umgewidmet wurde, und jetzt darf der Staat zwar noch bezahlen, die Aufsicht aber führt unter anderem eine Erbin des Wiesenhof-Geflügelimperiums. Beim Lobbyverband ist er übrigens auch schon aktiv.

Beim Krieg ums Essen geht es auch um die Lufthoheit über den Esstischen, aber ebenso über den Schreibtischen. Was ist gesund? Und was ist schädlich? Da geht es um das private Wohlbefinden – aber auch um wirtschaftliche Fragen, um Milliardengeschäfte.

Für die Konzerne ist es von hohem geschäftlichen Interesse, die Debatten und Entscheidungen zu beeinflussen und in die gewünschte Richtung zu treiben. Sie haben daher ein straff organisiertes Netzwerk geschaffen, weltumspannend. Sie haben Professoren dafür eingespannt und auch staatliche Einrichtungen.

Nicht nur die Bundesrepublik Deutschland lässt führende Beamte für das Lobby-Netzwerk der Konzerne arbeiten, auch die Europäische Union hält engen Kontakt, etwa bei der Lebensmittelsicherheit; sie hat sogar viele Aufgaben von staatlichen Organen abgezogen und die Lobby einbezogen.

Der Lobbyismus hat im 21. Jahrhundert eine neue Qualität gewonnen. Die Lobby hat, von der Öffentlichkeit völlig unbemerkt, ihren Charakter verändert. Sie muss nicht mehr versuchen, von außen Einfluss zu nehmen, sondern agiert jetzt inmitten der Institutionen, eingeladen von der Politik. Die Organisation hat die Institutionen infiltriert, auf allen Entscheidungsebenen von der globalen bis zur nationalen. Sie gibt den

Ton an, sie setzt die Maßstäbe, sie beeinflusst die globale Politik sehr erfolgreich.

Für die Konsumenten ist das natürlich nicht so erfreulich. Für sie kann es ungesund werden, wenn nicht ihre Interessen maßgeblich sind, sondern die der Industrie.

Und ausgerechnet die Hersteller der ungesunden ultraverarbeiteten Produkte werden von der Politik sogar mit wichtigen Projekten betraut – zur Lebensmittelsicherheit, auch zur Vitaminversorgung oder der Kinderernährung. Sie müssen dafür nicht einmal mit dem Geldkoffer anreisen. Häufig übernimmt der Steuerzahler die Kosten; aber die Konzerne dürfen bestimmen, sie haben das Ruder in der Hand.

Natürlich gibt es schon lange jene geschäftstüchtigen Professoren, im Kollegenkreis verächtlich »Mietmäuler« genannt, weil sie sich gern gegen gewisse Gegenleistungen im Sinne und im Auftrag der Konzerne geäußert haben. Manche Professoren waren gewissermaßen als Kleingewerbetreibende unterwegs, wie etwa jener umtriebige Professor Hans Konrad Biesalski von der Universität Hohenheim, der zeitweilig sogar seine Geschäfte über eine Firma seiner Frau abgewickelt und an interessierte Finanziers wissenschaftliche Statements verkauft hatte (Hohenheimer Konsensusgespräche), eine Unbedenklichkeitsbescheinigung etwa zum umstrittenen Geschmacksverstärker Glutamat oder auch zu Vitaminen.

Mittlerweile hat die Universität an diesem Institut ihre Leistungen für die Konzerne ausgebaut; so sitzt dort beispielsweise direkt ein Angestellter des niederländischen Vitamin-Weltmarktführers DSM. Er darf reguläre Vorlesungen halten, wird aber bezahlt von seinem externen Arbeitgeber, sogar seine Mailadresse läuft über den Konzern (Peter.Weber@dsm.com).

Auch sein Hohenheimer Professorenkollege Stephan Bischoff ist sehr geschäftig. Neben seiner Hauptaufgabe als ordentlicher Professor arbeitet er als Leiter einer Nestlé-Filiale an seiner

Universität in Stuttgart-Hohenheim, der Abspeck-Tochterfirma des Konzerns namens Optifast. Bei einem Kongress der europäischen Fachgesellschaften für Ernährung im Oktober 2019 in der irischen Hauptstadt Dublin präsentierte er ein Projekt der Europäischen Union, an dem unter anderem der Knabberzeug-Konzern Mondelēz (Ritz, Oreo, Milka) beteiligt ist.

Überdies ist er seit 2019 auch hoher Funktionär der einflussreichsten Lobbytruppe der weltweiten Food-Industrie, wie zuvor der oberste Ernährungsforscher der deutschen Bundesregierung sitzt er im »Board of Directors« beim europäischen Ableger des International Life Sciences Institute (ILSI), jener Vereinigung der Konzerne, deren Einfluss auf die internationale Nahrungspolitik und Regulierung skandalöse Ausmaße angenommen hat.

Für seine Aufgaben als Diener der Lobby bekommt er übrigens nicht einmal Geld. Das jedenfalls versicherte er am Rande des Kongresses in Dublin ungefragt – was das Ganze ja nicht besser macht, sondern eher schlimmer: wenn die Steuerzahler die von ihnen alimentierten Professoren auch noch gratis für die Konzerne Lobbyarbeit treiben lassen.

So hat eine verhängnisvolle Vermischung stattgefunden, eine Verwischung der Grenzen zwischen Wissenschaft und Wirtschaft, zwischen den Produzenten der ultraungesunden Nahrung und den Forschern, die eigentlich fürs Gemeinwohl, für die globale Gesundheit unterwegs sein müssten.

Und ausgerechnet das Lobbynetzwerk ILSI wurde von der Politik zur maßgeblichen Instanz gemacht, wenn es um Gesetze und Vorschriften geht, um die Risiken und Nebenwirkungen ihrer eigenen, ultraungesunden Produkte.

Im Krieg ums Essen ist das ILSI eine schlagkräftige Streitmacht im Sinne seiner Mitglieder, darunter Süßwarengiganten wie Mars und Südzucker, Food-Riesen wie Nestlé, Unilever und Danone, auch Softdrink-Konzerne wie Coca-Cola, Pepsi sowie Red Bull, außerdem Chemiekonzerne wie BASF, Bayer, Dow; mit dabei sind auch der Vitamin-Weltmarktführer DSM und Aromahersteller wie der Weltmarktführer Givaudan und Fast-Food-Riesen wie McDonald's.

Das ILSI ist ein exklusiver Lobby-Club für das Ungesunde, für die Multimilliardengeschäfte mit der ultraverarbeiteten Nahrung. Was hier gar nicht vertreten ist: echtes Essen. Himbeeren, Heidelbeeren, Mangos, Erdbeeren. Es sind ausgerechnet die Hersteller der Problemnahrung, die zum größten Risiko für die Weltgesundheit geworden ist: ultraverarbeitete Nahrung. Die Lieferanten des Ungesunden – sie werden zur bestimmenden Größe im weltweiten Regulierungsprozess. Denn ihre Lobby-Streitmacht ILSI ist weltweit allgegenwärtig, in Europa und in Nordamerika, in Argentinien, Brasilien und Mexiko. Das ILSI wacht sogar über die Nordanden und die Südanden. ILSI ist auch in der Golfregion präsent und in Südafrika. Das ILSI hat Südostasien im Griff, auch Indien, Japan, Korea, und es hat auch schon eine Niederlassung in China.

Das ILSI, das ist Lobbyismus in neuer Dimension, ein global organisierter Verbund, der Grundlagen schafft für Gesetze und Verordnungen, für Verbote und Empfehlungen, der auch die Standards setzt für das, was die Menschen essen sollen, wie hoch zum Beispiel der Bedarf an Vitaminen ist und ab wann sie als gefährlich gelten.

Die Europäische Union setzt besonders gern auf die Lobbytruppe, oft zum Ärger der Beamten in den staatlichen Behörden, die von ILSI ausgebootet werden. Oft darf die Internationale der Konzerne offizielle Projekte der Europäischen Union koordinieren, mit Millionenetats, von Steuerzahlern finanziert, aber von der Lobby verwaltet. Nicht nur bei den Nährstoffempfehlungen in Europa (Projekt-Kürzel: EURRECA). Auch bei einer konzertierten Aktion zur Lebensmittelsicherheit in

Europa (*Food Safety in Europe*, kurz FOSIE). Das ILSI hat die Regeln entwickelt für die Gesundheitsbehauptungen der Nahrungshersteller, die sogenannten Health Claims (PASSCLAIM). Also: alles öffentliche Aufgaben, Kernbereiche staatlicher Lebensmittelpolitik. Jetzt aber: powered by Lobby.

Sogar die Beurteilung von Lebensmittelrisiken übernahm zuständigkeitshalber die Lobby des Ungesunden. Es ging um die Entwicklung von Methoden zur Abwägung von Nutzen und Risiken der Nahrung (Titel: *Benefit-Risk Analysis of Foods*, kurz: BRAFO). Ein besonders schönes Beispiel für ein von ILSI organisiertes Projekt im Auftrag und auf Rechnung der Europäischen Union.

Im Zentrum stand dabei nicht etwa die Zuckerkrankheit Diabetes und die Rolle von Süßgetränken wie etwa *Coca-Cola*. Die Coca-Cola Company saß bei diesem EU-Projekt schließlich im Lenkungsausschuss *(Steering Committee)* zusammen mit der Weltgesundheitsorganisation (WHO) und der European Food Safety Authority (EFSA). Und deshalb ging es bei diesem Projekt um ein ganz anderes Risiko: Fisch. Viele erinnern sich ja noch: Fischvergiftungen! Quecksilber! Auch dies sind Risiken, aber ganz sicher marginale im Vergleich zu jenen, die von der Firma im Lenkungsausschuss ausgehen.

Das ist die Kernkompetenz der ILSI-Professoren: Debatten umzusteuern und abzulenken von den Problemprodukten der Mitgliedskonzerne.

Besonders typisch dafür war die ILSI-Expertengruppe für Zahngesundheit *(Expert Group on Oral Health)*. Den Vorsitz führte zuständigkeitshalber eine Vertreterin von Südzucker; weitere Mitglieder waren Mars, der dänische Zucker- und Zusatzstoffkonzern Danisco, Coca-Cola und ein paar Zahnprofessoren.

Auch bei der Europäischen Lebensmittelsicherheitsbehörde EFSA, die ja Nahrungsrisiken im Auftrag der Europäischen

Union bewerten soll, sind auffallend häufig ILSI-Professoren an Bord. Als es etwa um den umstrittenen Süßstoff Aspartam in der *Coca-Cola Light* ging, gegen den Wissenschaftler immer wieder Bedenken äußern, wegen Krebsgefahren oder wegen Risiken für Schwangere und ihre Babys im Bauch. Die EFSA-Experten mochten sich nicht zu einer Entscheidung gegen den Süßstoff durchringen. Viele von ihnen waren für ILSI oder Süßstoff-Firmen tätig, die französische Professorin Dominique Parent-Massin für gleich drei ILSI-Mitglieder, den Aspartam-Konzern Ajinomoto, den Aspartam-Großkunden Coca-Cola und den dänischen Süßstoff-Lieferanten Danisco.

Oder als es um die ebenfalls umstrittene Kindermilch ging, die deutsche Behörden am liebsten verbieten wollten.

Für die Konsumenten ist diese unheilige Allianz von Wirtschaft und Wissenschaft natürlich verhängnisvoll. Für sie geht es um die Gesundheit, mitunter um Leib und Leben. Oder einfach nur ums Wohlbefinden, um den Genuss beim Essen und Trinken. Um die Frage, ob sie sich ein Ei zum Frühstück gönnen. Oder lieber nicht – wegen des Cholesterins.

Die Sache mit dem Cholesterin: wahrscheinlich das wichtigste Beispiel für die verhängnisvolle Verbrüderung zwischen Professoren und den Produzenten des Ungesunden.

Im Krieg ist bekanntlich die Wahrheit das erste Opfer. Im Krieg ums Essen ist das ganz genauso, wie sich auch in diesen Schlachten ums Fett zeigt, bei denen Professoren als willige Hilfstruppen der Konzerne agieren – nach allen Regeln der Desinformationskunst.

In diesem Fall ging es über ein halbes Jahrhundert lang, inklusive Tricks und Lügen und Täuschungsmanövern – und Millionen, ja wahrscheinlich sogar Milliarden von Männern, Frauen, Kindern, die zu einem völlig falschen Konsumverhalten verleitet wurden, das nicht nur ihrer Stimmung schadete, sondern auch ihrer Gesundheit.

Es begann Mitte des 20. Jahrhunderts. Die Menschen aßen immer mehr Süßes, tranken immer mehr Softdrinks; die Folgen wurden immer deutlicher, und Wissenschaftler begannen vor den Gefahren durch den Zucker zu warnen.

Doch die Verbraucher bekämpften über ein halbes Jahrhundert einen ganz anderen Feind: das Fett. Ein grandioser Erfolg für die Produzenten des Ungesunden, geradezu wie aus dem Lehrbuch für Lobbystrategie, Kapitel Professorenpflege.

Es klingt wie ein Komplott. Die *New York Times* berichtete darüber unter der Überschrift *Wie die Zuckerindustrie die Schuld aufs Fett schob (How the Sugar Industry Shifted Blame to Fat).*

Erste Maßnahme: das Geheimprojekt 226. Das wurde am 13. Juli 1965 genehmigt vom Exekutivausschuss der US-Lobbyvereinigung Sugar Research Foundation (SRF). Zwei Wissenschaftler der berühmten Universität Harvard wurden angesprochen und zeigten sich sehr kooperationswillig. Für zunächst 1500 Dollar (was heute 11 300 Dollar entspricht) haben sie auftragsgemäß den Zucker entlastet und den neuen Bösewicht identifiziert: das Fett. Der neue Feind für die nächsten Jahrzehnte.

Ins Visier geriet ihnen ein ganz spezielles Fett: das Cholesterin. Eigentlich ein ganz wertvoller Bestandteil der Nahrung, unter anderem wichtig im Gehirn und sogar in der Muttermilch enthalten. Dennoch gelang es den gekauften Professoren, diesen wertvollen Stoff als Hauptgegner zu diffamieren – mit großem Erfolg auf Jahrzehnte hinweg – und damit ganzen Industrien grandiose Umsätze zu bescheren. Nicht nur für Big Food, Big Sugar oder allen voran den Softdrink-Konzernen, Big Soda genannt. Sondern auch für Big Pharma, die Pillen-Konzerne, die an völlig gesunde Menschen Cholesterinsenker verkaufen – ein Multimilliardengeschäft.

Es gebe »keinen Zweifel«, dass die »einzige Ernährungsintervention«, die es gäbe, um Herzkrankheiten zu verhindern, darin bestand, das »Cholesterin in der Ernährung zu reduzieren«. So schrieben die gekauften Profs in einem der renommiertesten Wissenschaftsjournale der Welt, dem *New England Journal of Medicine (NEJM)* vom 3. August 1967 (Titel: *Dietary Fats, Carbohydrates and Atherosclerotic Vascular Disease*). Als Autoren zeichneten die gesponserten Wissenschaftler Mark Hegsted und Robert McGandy, gegengelesen wurde es von einem Mann namens Fredrick Stare, dem Chef der Ernährungsabteilung an der Harvard School of Public Health, damals so etwas wie der Superstar seiner Disziplin. Er war ebenfalls ein sehr geschäftstüchtiger Mann, der stolz darauf war, dass er im Laufe seiner Karriere fast 30 Millionen Dollar an Zuwendungen für seine Forschungen, etwa eine Stiftung, eingesammelt hatte.

Wer die Auftraggeber im Hintergrund waren, kam leider erst ein halbes Jahrhundert später heraus, durch eine wissenschaftliche Analyse von Forschern der Universität von Kalifornien in San Francisco: Cristin E. Kearns, Laura A. Schmidt und Stanton A. Glantz. Sie veröffentlichten am 1. November 2016 in *JAMA Internal Medicine*, der Zeitschrift der US-Medizinervereinigung *American Medical Association*, das Ergebnis ihrer Ermittlungen (Titel: *Sugar Industry and Coronary Heart Disease Research. A Historical Analysis of Internal Industry Documents*).

Das sorgte für weltweite Schlagzeilen. »Die internen Dokumente der Zuckerindustrie«, schrieb die *New York Times*, »legen nahe, dass fünf Jahrzehnte Forschung über die Rolle von Ernährung und Herzkrankheiten, darunter viele der heutigen Ernährungsempfehlungen, stark von der Zuckerindustrie geprägt worden sein könnten.«

Dabei gelang die Beweisführung nur mit Tricks, Manipulationen, ja Fälschungen. »Die Fett- und Cholesterin-Theorie ist der größte Wissenschaftsbetrug dieses Jahrhunderts« – und vielleicht sogar »aller Jahrhunderte«, sagte George Mann, Medizinprofessor an der Vanderbilt University im US-Bundesstaat Tennessee.

Die Hauptrolle spielte dabei ein Mann namens Ancel Keys. Titelheld des *Time*-Magazins, Ehrenname: »Mister Cholesterin«. Der Professor an der Universität von Minnesota hatte eine legendäre Untersuchung geleitet, die zur Grundlage werden sollte für die weltweite Angst vor dem Cholesterin: die sogenannte Sieben-Länder-Studie.

In Wahrheit hatte er 22 Länder untersucht, doch weil die meisten Ergebnisse seiner Fett-Theorie widersprachen, hat er sie einfach weggelassen. »Er schloss Daten aus 16 Ländern aus, die nicht zu seiner Hypothese passten«, so eine Überprüfung der Keys-Theorie aus dem Jahr 2014 im Wissenschaftsmagazin *Open Heart.* Dank diverser Tricks und Kniffe hatte Keys immerhin bei sechs Ländern seine Hypothese bestätigt gefunden – plus eines, bei dem sie nicht zutraf, und fertig war die Sieben-Länder-Studie. Ergebnis: Je mehr Fett und Cholesterin, desto mehr Herzkranke.

»Wenn alle 22 in die Auswertung einbezogen worden wären, wäre der behauptete Zusammenhang zwischen Fett und Herzkrankheiten verschwunden«, konstatiert der US-Wissenschaftsjournalist Gary Taubes in seinem Buch *Good Calories, Bad Calories.*

Also: eine getürkte Studie. Mit ihr wurden Millionen, ja Milliarden Menschen auf der ganzen Welt über Jahrzehnte beeinflusst, bis hinein in ihre täglichen Entscheidungen, angefangen beim Frühstück.

Das Ablenkungsmanöver, mit dem der Zucker aus der Schusslinie genommen wurde, hatte natürlich machtvolle Unterstützer. Vor allem jene Firma, die allein 10 Prozent des weltweiten Zuckers unter die Leute bringt: Coca-Cola. Sie unterstützt nicht nur Fußball-Weltmeisterschaften und Olympische

Spiele mit Milliardenbeträgen, sondern auch Medien weltweit mit Werbegeldern und hilfswillige Wissenschaftler. In den USA war das etwa ein Professor namens James Hill, Leiter des Medizinischen Instituts der Universität von Colorado, der Forschungsprojekte »spezifisch im Interesse von Coke« versprach: »Es ist unfair, wenn Coca-Cola als Bösewicht Nummer eins in der Welt der Fettleibigkeit dargestellt wird. Ich will zeigen, dass das Unternehmen den Menschen auch Freude bringt.« Für ihn hat sich sein Entgegenkommen gelohnt. Seine Uni bekam eine Million Dollar von dem Brausekonzern, er selbst für verschiedene Zwecke 550 000 Dollar.

Auch hierzulande lassen sich Professoren gerne einspannen, und zwar seit Langem. Etwa ein Professor von der Technischen Universität München namens Hans Hauner, der heute ein großer Diabetes-Experte ist und sich als aufstrebender Jungprofessor in einem Infoblatt präsentieren ließ, das Journalisten bekamen, wenn sie bei Coca-Cola zu Risiken und Nebenwirkungen des Kultgetränks nachfragten. Sakko, Krawatte, gescheiteltes Haar: Der »Adipositas-Experte Professor Hans Hauner« versicherte, es gebe »derzeit keinen Beleg für einen Zusammenhang zwischen zuckerreicher Ernährung und Übergewicht«. Wichtig sei »der tägliche Fettanteil im Essen«.

Das war natürlich schon damals Unsinn und wissenschaftlich überhaupt nicht gesichert. Aber astreines Coke-Speak, ganz auf Linie der Lobby und verhängnisvoll für die Konsumenten, weil es viele erst recht dick und krank machte und womöglich zu Diabetikern.

Irgendwann erkannten die Cola-Leute, dass es noch effektiver sein könnte, ein ganzes Lobby-Netzwerk um sich zu haben, und so gründete ein US-Manager namens Alex Malaspina 1978 das International Life Science Institute (ILSI).

Als einer der größten Coups der Organisation kann sicher jene fast geheimdienstartig angelegte Aktion gelten, bei der sie renommierte Institutionen der Weltgemeinschaft dazu brachten, ein Pladoyer für den Zucker zu publizieren und dafür die Ergebnisse einer hochkarätig besetzten Wissenschaftlerkommission in ihr Gegenteil zu verkehren. Ein Husarenstück, wie man früher bei anderen Kriegen gesagt hätte.

Zu der Expertenkonferenz von der Welternährungsorganisation (FAO) und der Weltgesundheitsorganisation (WHO) waren Wissenschaftler aus der ganzen Welt im Jahre 1997 nach Rom gekommen. Die Veranstaltung (Titel: *Carbohydrates in human nutrition*) handelte natürlich auch vom Zucker.

»Kein Zusammenhang zwischen Zucker und Lifestyle-Krankheiten, sagen Experten.« Das war damals die Überschrift der offiziellen Pressemitteilung der Welternährungsorganisation: »Eine Expertenberatung über Kohlenhydrate in der menschlichen Ernährung hat zusammengefasst, dass es keinen Zusammenhang gebe zwischen dem Konsum von raffiniertem und anderem Zucker und Lifestyle-Krankheiten wie Diabetes, Herzkrankheiten und Übergewicht. Die Experten fanden auch, dass es keinen Beweis dafür gebe, dass Zucker bei Kindern Hyperaktivität verursacht.« Also: Freispruch für den Zucker auf ganzer Linie.

Die Teilnehmer waren fassungslos. Es war genau das Gegenteil dessen, was sie beschlossen hatten. Es klang eigentlich eher wie die Meinung der Zuckerlobby.

Schon während der Konferenz ging es in diese Richtung, wie sich einer der teilnehmenden Professoren erinnerte, Jim Mann aus Neuseeland: Gleich nach der Ankunft hatte einer »der Beamten, die in die Organisation der Konferenz eingebunden waren«, den Teilnehmern klargemacht, »dass es unangebracht wäre, irgendetwas Schlechtes über Zucker in Bezug auf die menschliche Gesundheit zu sagen«, berichtete er.

Diese Form der Einflussnahme reichte, wie er hinterher gegenüber dem britischen Fernsehsender BBC sagte, »bis hinauf ins höhere Management« der Organisation: »Besonders herausragend in diesem Sinne« sei ein WHO-Offizieller namens Dr. Ratko Buzina gewesen, »der nicht den leisesten Hauch von Kritik einfließen lassen wollte«.

Was die Professoren nicht wussten: Buzina war gar kein WHO-Offizieller. So wurde er zwar vorgestellt, und so erschien es auch in der Teilnehmerliste. In Wahrheit war er ein Vertreter des Lobby-Netzwerks ILSI, das die Tagung der Weltorganisationen sogar mit 40 000 Dollar gesponsert hatte. Also: eine filmreife Undercover-Aktion im Dienst der Konzerne. Auf ihre (getürkten) Ergebnisse beziehen sich noch heute Institutionen wie die Europäische Kommission.

Buzina hatte einige Erfahrung mit Fake-Forschung zur Entlastung des Zuckers. Der Kroate war schon ein wichtiger Mitarbeiter bei der getürkten Sieben-Länder-Studie von Ancel Keys, angeblich ist die These von den schädlichen tierischen Fetten sogar seine Idee gewesen.

Und die Sieben-Länder-Studie war wohl nicht die einzige, bei der Keys und seine Kollegen die Daten ein bisschen frisiert hatten.

Ganz ähnlich war es offenbar auch bei dem berühmten Minnesota Coronary Experiment, einer Untersuchung aus den Jahren 1968 bis 1973 unter Leitung von Ivan Frantz – als Stellvertreter fungierte Ancel Keys.

Damals hatte Studienleiter Frantz kritische Dokumente wie Autopsiebefunde erst gar nicht publiziert. Und diese »unvollständige Veröffentlichung« der Forschungsergebnisse hat dazu beigetragen, falsche Vorstellungen vom Nutzen der Cholesterinsenkung in der Bevölkerung zu verbreiten, meinte Christopher Ramsden von der Universität North Carolina, der mit seiner Forschungsgruppe erstmals die bisher nicht zugänglichen Originaldaten des Experiments auswerten konnte. Mit überraschendem Ergebnis.

Die Originaldaten zeigten, dass es zwar möglich ist, das Cholesterin zu senken. Nur: Gesund ist das nicht unbedingt. Ganz im Gegenteil. Denn dadurch leben Menschen keineswegs länger. »Paradoxerweise«, so schrieb Ramsden 2016 im *British Medical Journal* (BMJ), hatten ausgerechnet jene, »die eine stärkere Senkung des Serumcholesterins hatten, ein höheres und nicht ein niedrigeres Todesrisiko«. Besonders riskant scheint die Cholesterinsenkung bei den Älteren ab 65 Jahren zu sein: Bei ihnen war »ein Rückgang des Serumcholesterins um 30 Milligramm pro Deziliter« sogar mit »einem um 35 Prozent höheren Todesrisiko verbunden«.

Gut, dass das damals niemand erfahren hat. Gut jedenfalls für die Süß-Branche, die weiter ihre Geschäfte machen konnte, und auch die Pharmafirmen, bei denen das Business dadurch erst richtig boomte.

Big Pharma konnten dank der Begleittruppen aus hilfswilligen Wissenschaftlern mit Mitteln zu Cholesterinsenkung über eine Billion Dollar umsetzen. Jahr für Jahr etwa 20 bis 30 Milliarden weltweit.

Die Senkung der Cholesterinwerte gilt unter Kardiologen, also den Herzspezialisten, nach wie vor als Königsweg im Kampf gegen den Infarkt. So sehen das die zuständigen Fachgesellschaften in den USA wie in Europa. Je niedriger die Cholesterinwerte, umso besser, verkünden sie bei ihren Konferenzen und Kongressen *(»The lower the better«)*.

Doch das Leben währt dadurch womöglich eher kürzer. Das war auch das Fazit einer Untersuchung, die 2016 ebenfalls im *British Medical Journal* erschienen ist, geleitet vom dänischen Arzt Uffe Ravnskov. Er ist eines von über hundert Mitgliedern einer wissenschaftlichen Gegenbewegung, die sich im Internationalen Netzwerk von Cholesterinskeptikern *(International Network of Cholesterol Skeptics)* zusammengefunden haben, darunter viele Hochschullehrer von angesehenen Universitäten.

Hier das Ergebnis der Auswertung von 19 Studien mit insgesamt 68 094 älteren Menschen: »Ältere Menschen mit einem hohen Cholesterinspiegel leben länger als jene mit einem niedrigen Spiegel, obwohl das Herzinfarktrisiko mit dem Alter steigt.« In zwei der Untersuchungen hatten sogar die Probanden mit den niedrigsten Werten beim »bösen« LDL-Cholesterin das höchste Sterberisiko.

So sieht das häufig aus, wenn sich unabhängige Wissenschaftler die Daten genau ansehen. Als Faustregel nach all den Studien zur Cholesterinsenkung zwecks Herzschutz hat sich herauskristallisiert: Bei 99 Prozent der Versuchsteilnehmer spielt es überhaupt keine Rolle, ob sie ihr Cholesterin senken oder nicht. Bei denen, die ihr Cholesterin gesenkt haben, hatten 0,5 Prozent einen Herzinfarkt oder Ähnliches, bei den anderen 1 Prozent. Das ist dann die Basis für die Jubelmeldungen der Medien: Cholesterinsenkung verringert Herzinfarktrisiko um 50 Prozent. Für die 99 Prozent ist es nicht unbedingt so klug, ihr Cholesterin zu senken.

Natürlich zeigen die Untersuchungen oft unterschiedliche Ergebnisse. Aber die Cholesterinsenkung scheint keineswegs in jedem Fall das Beste, jedenfalls für gesunde Menschen.

So bilanzierte eine Untersuchung, die im Oktober 2019 im *British Medical Journal* erschienen ist, nach genauer Prüfung der vorliegenden Daten:

Obwohl die Cholesterinsenker »häufig verschrieben werden, bleiben ernsthafte Fragen nach ihrem Nutzen«, insbesondere »bei Patienten mit geringem Risiko« für Herz-Kreislauf-Erkrankungen.

Diese sogenannten Statine könnten »ein Beispiel für eine Maßnahme von geringem Wert« sein, mit »wenig Nutzen« und dabei »dem Potenzial, Schäden zu verursachen«, und sie stellten »in einigen Fällen eine Verschwendung von Ressourcen« im Medizinwesen dar.

Zahlreiche Studien geben in der Tat Anlass zu Zweifeln. Ein Beispiel: Je mehr die Versuchspersonen ihr Cholesterin gesenkt hatten, desto höher war ihr Risiko, an Herzkrankheiten, Schlaganfall, Krebs oder aus anderen Gründen zu sterben. Das hatte eine japanische Gruppe von Forschern um Harumi Okuyama von der Nagoya City University herausgefunden und darüber im Jahre 2018 im Fachblatt *Pharmacology* berichtet.

Manche Studien zeigten sogar, dass selbst ein hoher Cholesterinspiegel nicht in jedem Fall schlecht sein müsse. Es gebe, so formulierten die Japaner im Medizinerjargon, »eine umgekehrte Assoziation der Mortalität«. Im Klartext: Je höher das Cholesterin, desto länger lebten die Menschen, jedenfalls bei diesen Studien.

Sie kritisierten deshalb die einschlägige Leitlinie der maßgeblichen europäischen Forscherkollegen von der European Atherosclerosis Society. Die Strategie, Herzkrankheiten so verhindern zu wollen, sei fehlgeschlagen. Sie fordern stattdessen, die Ernährungsrichtlinien zu revidieren, auf Basis der Faktenlage. Die zeigen zum Beispiel: »Tierische Fette schützen vor Schlaganfall.« Also: das exakte Gegenteil des bisherigen Dogmas.

Merkwürdigerweise gibt es auf wissenschaftlichen Kongressen, etwa der deutschen Herzspezialisten, keinerlei Debatten über die eigentlich sehr interessante Kontroverse. Oder auch über neue Erkenntnisse zur Rolle der Ernährung. Was es hingegen gibt, sind viele Verkaufsstände der Pharmakonzerne, auch gesponserte Vortragsveranstaltungen, in denen die Referenten routiniert auf ihre »Interessenkonflikte« hinweisen, aufgrund ihrer Verbindungen zu Pharmafirmen vor allem.

Die finden sich übrigens auch bei jenem von den japanischen Fachleuten so kritisierten Konsensus-Statement der europäischen Fachgesellschaft, das 2017 im *European Heart Journal* publiziert wurde. Honorare, Forschungsgelder, Zuwendungen von Pharmafirmen wie Novartis und Novo Nordisk, Pfizer, Merck und Sanofi, Amgen und AstraZeneca, aber auch den Nahrungskonzernen Unilever und Danone, die Cholesterinsenkungsprodukte herstellen. Eine lange Liste, auf der Professor Ulrich Laufs von der Uni Leipzig beispielsweise Verbindungen offenbarte zu Amgen, MSD, Sanofi und Servier, und sein Professorenkollege Ulf Landmesser von der Berliner Charité nannte die Firmen MSD, Amgen, Sanofi, Bayer, Medicines Company und Berlin-Chemie.

Trotz solcher Bekenntnisse zur Industrienähe, die nicht unbedingt der Wahrheitsfindung dient, pflegen die Medien zu jubeln. So zum Beispiel, als die in Fachkreisen berühmte Jupiter-Studie herauskam. »Revolution bei der Vorbeugung von Herzinfarkt?« So titelte *Die Welt*, und die *Süddeutsche Zeitung* fragte schon: »Cholesterinsenker für alle?«

Tatsächlich kam bei dieser im Jahr 2008 mit 17802 gesunden Menschen durchgeführten klassischen Studie heraus, dass die Cholesterinsenkung das Risiko für einen Herzinfarkt oder ein ähnliches »Ereignis« um 50 Prozent senkt. Klingt nach viel. In Wahrheit ging es um weniger als ein halbes Prozent der Teilnehmer, die von der Cholesterinsenkung profitiert hatten: In dieser Gruppe hatten 0,35 Prozent der Teilnehmer einen Herzinfarkt. Bei jenen, die gar nichts taten, waren es 0,76 Prozent. Für die allermeisten Menschen ist es also völlig egal, ob sie ihr Cholesterin senken: 99,24 Prozent der Versuchspersonen hatten ohnehin keinen Infarkt, auch wenn sie gar nichts taten. Ein typisches Ergebnis solcher Cholesterinstudien.

Auch hier waren wieder in der Gruppe, die ein cholesterinsenkendes Mittel bekamen, sogar mehr Menschen an einem Herzinfarkt gestorben als in der anderen: Insgesamt elf Todesfälle waren bei ihnen zu beklagen, aber nur sechs in der Kontrollgruppe, die kein solches Medikament bekamen. Wenn sie die Mittel nehmen, verbessern sie ihr Infarktrisiko nur um 0,41

Prozentpunkte – sie müssen aber nicht nur mit früherem Tod, sondern auch mit teilweise unangenehmen Nebenwirkungen rechnen.

Dazu gehören eher leichtere, beispielsweise Magen-Darm-Beschwerden, ein trockener Mund, Kopfweh, Jucken. Aber auch bedenklichere, wie sich schon im Falle Lipobay gezeigt hatte, jenem Medikament, das der deutsche Pharmariese Bayer 2001 weltweit vom Markt nehmen musste – 50 Todesfälle waren zu beklagen. Die Muskeln mancher Patienten hatten sich unter der Lipobay-Behandlung einfach aufgelöst (Fachbegriff: Rhabdomyolyse).

Und das ist bei anderen Cholesterinsenkern, den sogenannten Statinen, offenbar ganz ähnlich: »Die muskelzersetzende Wirkung«, sagte der Mediziner und Epidemiologe Dieter Borgers von der Universität Düsseldorf, sei eine »in geringem Grad gar nicht seltene Nebenwirkung aller Statine«. Er kritisierte, dass Medikamente »nach Marktgesetzen und nicht nach medizinischem Bedarf entwickelt werden«. Das führe auf Dauer »in den finanziellen Abgrund für die Gesundheitssysteme«; vor allem dann, wenn unnötige Medikamente für Gesunde auch noch teure Nebenwirkungen auslösen, denn die Statine können das Diabetesrisiko erhöhen – und damit die Gefahr weiterer Erkrankungen von Alzheimer bis Krebs.

Besonders riskant scheint auch der Versuch, die Cholesterinwerte mit speziellen Nahrungsprodukten zu senken, etwa der vermeintlichen Herzschutzmargarine von Unilever: Becel *pro. activ.* Solche cholesterinsenkenden Nahrungsmittel sind ein globales Boom-Geschäft, Unilever hatte von der Europäischen Union sogar einen sogenannten Health Claim bekommen und darf mit Gesundheitsbehauptungen werben.

Zwar hatten auch wissenschaftliche Studien gefährliche Nebenwirkungen gefunden – ausgerechnet fürs Herz –, doch die Gutachter der EU-Lebensmittelsicherheitsbehörde EFSA ignorierten einfach die diesbezüglichen wissenschaftlichen Studien. Natürlich gab es bei dieser Sitzung wieder einschlägige Interessenkonflikte unter den EFSA-Experten. Zwei von ihnen durften gar nicht an der Beratung teilnehmen, weil sie für den Antragsteller Unilever tätig waren. Von den insgesamt 21 Mitgliedern des zuständigen Ausschusses gaben nur drei an, keinerlei Verbindungen zur Industrie zu haben.

Die Konsumenten haben in solchen Gremien leider keine Lobby. Wenn sie auf die Werbesprüche vertrauen, die hier abgesegnet werden, kann es für sie zu einem bösen Erwachen kommen.

Bei manchen erst auf dem Operationstisch.

7. Entmündigte Verbraucher

Ungesunde Geschäfte: Milliardenstrafen als Moralnachhilfe für Konzerne

Es war kurz vor dem Weihnachtsfest, dem letzten seines Lebens – da konnte ich noch mit ihm sprechen, am Telefon. Er erzählte mir von seinen Herzproblemen und dass es plötzlich beim Spazierengehen so schwierig wurde bei jeder Steigung. Luftnot, Atemnot, sagte er, und dass er dann zum Arzt ging, der ihn dann gleich zum Spezialisten weiterreichte. Dieser stellte ihm dann die Diagnose, er sei wahrscheinlich lebensbedrohlich erkrankt und müsse gleich am nächsten Morgen operiert werden. Als er sich dann auf dem OP-Tisch befand, sah er schon, wie er sich erinnerte, das weiße Licht auf dem Weg in eine bessere Welt. Und dann erzählte er noch, wie ihn ein anderer Mediziner fragte, ob er Becel pro.activ *esse? Das ist die Margarine, die eigentlich das Herz schützen sollte. Dabei hatte er eigentlich nie in seinem Leben Probleme mit der »Pumpe«, aber immer Angst vor einem Infarkt. Er ging jedes halbe Jahr zum Arzt, um seinen Cholesterinspiegel »einstellen« zu lassen, und aß dafür zusätzlich noch diese Margarine. Klaus Friedrich war das, was man einen »vertrauenden Verbraucher« nennt. Er vertraute darauf, dass es wichtig und richtig sei, das Cholesterin im Blut zu senken. Und er vertraute auf die Firma Unilever und ihre Werbesprüche für die Margarine* Becel pro.activ, *die dabei helfen sollte. Leider zu Unrecht.*

Als ich ein paar Wochen später zu Beginn des neuen Jahres noch einmal mit ihm sprechen wollte, war seine Frau am Telefon; mit Grabesstimme sagte sie, ihr Mann sei gestorben.

Die Wirkstoffe von Becel pro.activ *hatten sich nachweislich an seiner Herzklappe abgelagert. Darum war die OP nötig, und dann kam, wie in solchen Fällen oft, später der Schlaganfall. Nun kann natürlich niemand sagen, dass Klaus Friedrich an* Becel pro.activ *gestorben sei. Es hatte allerdings schon mit seinem Vertrauen in die Versprechungen der Industrie zu tun. Cholesterin gesenkt, Patient tot. Vertrauen ist gut, ordentliche Kontrollen wären besser.*

Im Krieg ums Essen haben die Verbraucher eine starke Stellung. So scheint es jedenfalls. Sie besitzen schließlich das Geld, auf das es die Konzerne abgesehen haben. Früher hieß es: König Kunde. Heute heißt es: die Macht der Verbraucherinnen und Verbraucher.

Und mit ihrer Macht sind sie jetzt auch für vieles verantwortlich – nicht nur für den Klimaschutz, die Ressourcenschonung, das Leid der Tiere in den Massenställen, ja sogar der armen Landbevölkerung irgendwo draußen auf der Welt, am Amazonas, in den Plantagen für Palmöl oder Zuckerrohr, sondern auch für ihre eigene Gesundheit.

Und wenn sie dann zu Schaden kommen, sind sie selbst schuld: Ein »mündiger Verbraucher« ist schließlich selbst verantwortlich für das, was er tut.

Für die Politik ist das Leitbild vom »mündigen Verbraucher« ideal: Sie wird dadurch entlastet und kann den Konsumenten die Schuld zuschieben, wenn sie Schaden nehmen durch die »toxische Umgebung«, die die Politik ermöglicht und sogar gefördert hat. Doch die Verbraucher können diese Verantwortung gar nicht übernehmen angesichts der Komplexität der neuen ultraverarbeiteten Nahrung, die in den Supermärkten, aber auch den Kantinen von der Kita bis zum Krankenhaus die neue Normalität darstellen.

In den USA, immerhin, werden auch die Konzerne in die Verantwortung genommen. Dort gibt es das, was die Medien hier gern als »Klageindustrie« schmähen, die Anwälte, die den Konzernen mit der Aussicht auf mögliche Milliardenstrafen die Idee nahebringen, dass sie nicht nur für ihre Gewinne verantwortlich sind, sondern auch für die gesundheitliche Unbedenklichkeit ihrer Produkte sorgen sollen. So können sogar Konzernlenker an den Gedanken gewöhnt werden, dass das Wohl der Verbraucher einzukalkulieren ist.

Ganz anders hierzulande. Wenn hier ein geschädigter Verbraucher juristische Geschütze auffährt, geht der Schuss oft nach hinten los: Ihm wird die eigene Verantwortung vorgehalten und dass er letztlich selbst schuld ist, wenn etwas passiert.

Um sich zu schützen, hätte ein Konsument wie Klaus Friedrich einiges wissen müssen. Er hätte auf gar keinen Fall den Werbesprüchen von Unilever glauben dürfen. Er hätte auf jeden Fall nicht nur die wissenschaftlichen Widersprüche in der Cholesterindebatte kennen müssen. Er hätte die kritischen, natürlich englischsprachigen Studien kennen müssen zu den *Becel*-Wirkstoffen, die sich ausgerechnet im Herzen ablagern und es verstopfen können. Zumindest aber hätte er die Einschätzung der obersten staatlichen Risikowächter in Deutschland kennen müssen. Die ist in den Medien natürlich nicht so allgegenwärtig, wie es die Werbesprüche von Unilever sind, aber ein bisschen Sucherei im Internet sollte einem sein Herz schon wert sein.

Klaus Friedrich hätte dann gewusst, dass die zuständige Behörde, das Berliner Bundesinstitut für Risikobewertung (BfR), Menschen wie ihm eigentlich von *Becel pro.activ* abrät. Leider hat sich das Institut nicht ganz so klar ausgedrückt: »Menschen mit normalen Cholesterinwerten sollten auf den Verzehr von Lebensmitteln mit zugesetzten Pflanzensterinen verzichten.« So lautete die Überschrift der Stellungnahme Nr. 042/2008 des BfR vom 3. September 2008. Eine neuere, deutlicher formulierte Warnung gibt es nicht.

Den Namen *Becel pro.activ* nannten sie leider nicht. Auch nicht die Namen anderer Produkte, die die Menschen kaufen, um ihr Herz zu schützen.

Aber sie verwiesen auf die wissenschaftlichen Erkenntnisse, die gegen solche Produkte sprechen, zum Beispiel auf jene Studien, die nachweisen, dass sich ausgerechnet die Wirkstoffe aus der Herzschutz-Margarine, jene Pflanzensterine, im Herzen ablagern können.

Die Verbraucher wissen aber davon in der Regel nichts. Deshalb schrieb die Europäische Union in der EU-Verordnung Nr. 608/2004 Warnhinweise vor, zum Beispiel jenen, »dass das Erzeugnis möglicherweise für schwangere und stillende Frauen sowie Kinder unter fünf Jahren nicht geeignet ist«. Die Verordnung 718/2013 setzte dann noch hinzu: »Es muss darauf hingewiesen werden, dass das Erzeugnis nicht für Personen bestimmt ist, die ihren Cholesterinspiegel im Blut nicht zu kontrollieren brauchen.« Das war dann schon nach dem Tod von *Becel*-Konsument Klaus Friedrich.

Aber selbst wenn Warnungen draufstehen: »Sie werden leider nicht gelesen«, sagt Birgit Niemann vom Bundesinstitut für Risikobewertung (BfR). Es steht ja auch nicht da: »Diese Margarine kann ihrem Herzen schaden«. Das steht weder am *Becel*-Regal bei Edeka noch in den *Becel*-Anzeigen, etwa im *Stern.*

Mehr noch: Unilever darf sogar mit Lügen werben. In Deutschland mit höchstrichterlicher Billigung. Zum Beispiel mit der Behauptung eines Professors namens Hans-Ulrich Klör von der Universität Gießen: »Aus wissenschaftlicher Sicht gibt es keinen Hinweis darauf, dass der Verzehr Pflanzensterin-angereicherter Produkte mit Nebenwirkungen in Verbindung zu bringen ist.«

Das ist nachweislich eine Lüge, weswegen die Verbraucherorganisation Foodwatch gegen diese Behauptung klagte. Schließlich gibt es wissenschaftliche Hinweise auf Nebenwirkungen, sogar ganz schwerwiegende, dass die Pflanzensterine in *Becel pro.activ* sich im Herzen ablagern und es verstopfen können.

Für die Richter spielt aber, wenn es um Werbung geht, die Wahrheit keine Rolle. So hat es jedenfalls das Oberlandesgericht Hamburg beschlossen: »Die angegriffene Äußerung« sei »keine Tatsachenbehauptung, sondern eine Meinungsäußerung«. Und da sei es egal, ob »wahr oder unwahr« (Hanseatisches Oberlandesgericht Hamburg 7. Zivilsenat, Urteil vom 01.09.2015, 7 U 7/13).

Die Verbraucherschutzorganisation ging bis zum Bundesgerichtshof (BGH). Doch der lehnte im Jahre 2016 den Revisionsantrag der Verbraucherschützer ab. Seither darf die Firma sogar mit höchstrichterlicher Erlaubnis lügen.

Eigentlich müsste die Politik die Konsumenten vor Gesundheitsrisiken durch Nahrungsmittel schützen. Doch die Produkte dürfen weiter verkauft werden, trotz massiver Nebenwirkungen. Nicht nur die Margarine *Becel pro.activ* und auch ihre Schwestermarke *Flora pro.activ*, in Deutschland, Österreich, in Polen und vielen anderen Ländern wie in Holland und Belgien, Frankreich und Spanien, Dänemark und Finnland, in den USA *(Promise)* und in Kanada, sogar in Brasilien und in Australien. Und natürlich steht auch im Supermarkt in Italien am Regal mit dem Konkurrenzprodukt *Danacol* aus dem Hause Danone keine Warnung. Auf der Packung dafür ein riesengroßes grünes Herz (*Riduce il colesterolo in modo naturale*: Cholesterin reduzieren auf natürliche Weise).

Auch der Vitamin- und Zusatzstoffkonzern DSM darf für diese umstrittenen Inhaltsstoffe werben, von denen Wissenschaftler und Behörden genau wissen, dass sie die Adern verstopfen und das Herz lahmlegen können, jene Phytosterine, von denen auch DSM kühn behauptet, sie »könnten das Risiko für Herzkrankheiten verringern«.

Wer aber trägt dann die Verantwortung, wenn Verbraucher ihr Vertrauen in solche Produkte und die irreführende Werbung mit dem Leben bezahlen müssen?

Die Firma Unilever, deren Produkt nachweislich die Adern verstopft und das Herz schädigt?

Natürlich nicht.

Die Politik, die erlaubt, dass so etwas verkauft wird?

Erst recht nicht.

Wer dann?

Es ist leider so: Nach der geltenden Doktrin sind die Verbraucher selbst schuld. Also im speziellen Fall der verstorbene Klaus Friedrich.

Er ist ein besonders tragisches Beispiel für die Effekte der herrschenden Lebensmittelpolitik.

Mit dem Hinweis auf die Eigenverantwortung der »mündigen Verbraucher« konnte die Politik ihrerseits die Verantwortung ablehnen: Verbote oder auch nur Kennzeichnungsvorschriften, Warnhinweise – alles unnötig. Eine Gängelung gar, schließlich sollen die mündigen Verbraucher selbst entscheiden, was sie kaufen möchten.

Dabei ist eigentlich völlig klar: Den mündigen Verbraucher gibt es gar nicht. Der mündige Verbraucher ist eine Scheingestalt, eine Fiktion, die nur geschaffen wurde, um die Verantwortung abwälzen zu können. Der mündige Verbraucher ist in Wahrheit ein »Vehikel des Lobbyismus«, konstatierte der Wissenschaftliche Beirat Verbraucher- und Ernährungspolitik beim deutschen Bundesverbraucherministerium in einer Stellungnahme schon im Jahr 2010.

Tatsächlich ist der Verbraucher nicht die autonome Figur, als die er gern dargestellt wird. Der wirkliche Verbraucher steht unter starkem Einfluss von außen. Er ist nach Auffassung der Wissenschaftler eher ein vertrauender Verbraucher *(confident consumer)*. Wie Klaus Friedrich. Dieser vertrauende Verbraucher habe weder Zeit noch Lust, sich umfassend zu informieren. Vielmehr vertraue er auf die öffentlich zugänglichen Aussagen zu Qualität und Preisen von Produkten. Mit anderen Worten: Er ist einer, der sich auf andere verlässt – auf die Werbung zum Beispiel, auf Experten, Ernährungsempfehlungen, Zeitungen, Fernsehen oder das Internet.

So hatten das auch die Gerichte etwa in Deutschland früher gesehen.

Der »mündige Verbraucher« ist eine relativ neue Erscheinung, passend gemacht für deregulierte und liberalisierte Märkte, in denen sich die Konzerne nicht so sehr um lästige Schutzvorschriften scheren müssen. Früher galt etwa in Deutschland das Leitbild des »flüchtigen Verbrauchers«, was nicht bedeutet, dass er an der Kasse Reißaus nimmt, sondern dass er sich nicht übermäßig in die Eigenschaften des Produkts vertieft und auch die Werbung nicht durch eigene ausgiebige Studien hinterfragt. Ein Leitbild, das sich an der Empirie orientierte, also an der Wirklichkeit. Tatsächlich wird ja kaum ein Verbraucher vor dem Margarinekauf bei Edeka oder Rewe sich erst mal in medizinische Details einlesen, ausgiebig im Internet englischsprachige Studien konsultieren (sehr zu empfehlen: *Controversial Role of Plant Sterol Esters in the Management of Hypercholesterolaemia*) und vor allem den jahrzehntelangen Streit der Experten um die Cholesterinfrage für sich ganz persönlich entscheiden.

Das wird aber vom »mündigen Verbraucher« verlangt. Den hat der Europäische Gerichtshof (EuGH) mittlerweile eingeführt, passend zur herrschenden Doppelstrategie der Politik, die einerseits Lebensmittelpolitik gemeinsam mit den Konzernen betreibt und ihren Geschäften die gesetzliche Grundlage verleiht – und zugleich mit ihrer Ernährungspolitik den Schutz der Gesundheit zum privaten Problem der Verbraucher erklärt, worum sie sich gefälligst selbst kümmern sollen.

Das stellt natürlich höhere Anforderungen an den Verbraucher – und geringere an Hersteller, Politik und Behörden, wie der zuständige Ausschuss des Deutschen Bundestages feststellt (Bundestagsdrucksache 15/1675, Seite 21):

»Der EuGH stellt hohe Anforderungen an das Informationsverhalten und die Fähigkeit der Verbraucher, eine Kennzeichnung zu verstehen und kritisch zu würdigen, indem er dem Verbraucher die Pflicht auferlegt, sich beim Kauf von ihm vertrauten Produkten mit deren Kennzeichnung auseinanderzusetzen, gegebenenfalls auch fremdsprachige Angaben zu studieren.«

Das entlastet die Konzerne von ihrer Verantwortung und verschiebt sie zu den Verbrauchern: Wenn, wie das der zuständige Bundestagsausschuss formuliert, »auf EU-Ebene verstärkt auf Kennzeichnung statt auf Verkehrsverbote gesetzt wird«, dann dürfen die Konzerne auch Problemprodukte verkaufen, die eigentlich verboten gehören, und die Verbraucher sollen selbst sehen, dass sie nicht krank werden.

Der »mündige Verbraucher« dient dabei als Legitimationsfigur, obwohl er eine Fiktion ist, weil es für die Konsumenten völlig unmöglich ist, die geforderte Eigenverantwortung zu übernehmen – jedenfalls wenn es um die komplexen ultraverarbeiteten Nahrungsmittel aus der »toxischen Umgebung« geht.

Der Verbraucher als Souverän? Manche sehen ihn eher als »Sklaven«. »Wir sind Sklaven unserer Umgebung«, sagt der US-Forscher David Levitsky, Professor an der Cornell University im amerikanischen Bundesstaat New York. Er sieht die Verbraucher bei ihren Entscheidungen unter einem erheblichen »Druck«, etwa der Werbung. Und dieser Druck hat in den letzten Jahrzehnten beträchtlich zugenommen, sagt Levitsky, als »Folge der Kommerzialisierung des Essens«.

In der »toxischen Umgebung«, die im 21. Jahrhundert die Nahrungsversorgung dominiert, ist die freie Wahl eine Illusion. »Wir mögen glauben, dass wir eine auf Informationen gegründete Entscheidung treffen über unsere Ernährung«, sagt die New Yorker Ernährungsprofessorin Marion Nestle. »Aber wir können es nicht, weil wir uns nicht bewusst machen, auf welche Weise die Nahrungsfirmen unsere Wahl beeinflussen.«

Im Krieg ums Essen spielen die Werbeschlachten natürlich eine ganz zentrale Rolle. Und unglücklicherweise findet auch hier wieder ein ziemlich ungleicher Kampf statt, bei dem die Konsumenten nach allen Regeln der Kunst umgarnt werden. Und das Schönste, aus Sicht der Konzerne: Eine Kontrolle findet nicht statt.

Es gibt zwar eine Instanz der freiwilligen Selbstkontrolle, getragen von der Branche selbst: den Deutschen Werberat.

Doch der rügt vorzugsweise sexistische Reklame wie etwa den Online-Spot einer Metzgerei namens »Fleischeslust« aus Bensheim-Auerbach, in dem eine Frau »sich in Unterwäsche auf einem Bett« rekelt und ein Metzger »auf sexuell aufgeladene Weise eine Roulade zubereitet«, was nach Ansicht des Werberats die »Frau mit dem Fleisch gleichsetzt« und »auf ihre Sexualität reduziert«.

»Geschlechterdiskriminierende Werbung« steht regelmäßig an der Spitze der Statistik. Gesundheitsgefährdende Lügen stören ihn offenbar eher nicht.

Anders in Großbritannien: Die britische Werbeaufsicht Advertising Standards Authority (ASA), eine Art privater »Behörde«, hat immerhin einmal die Ausstrahlung einiger TV-Werbespots für den Danone-Joghurtdrink *Actimel* auf der Insel gestoppt: Die Behauptungen des Herstellers, *Actimel* sei gut für die Gesundheit von Kindern, sei nicht bewiesen. Beanstandet wurden auch Werbeaktionen von Kellogg's, Mars, McDonald's und KFC.

Die Politik hat sich im Kampf um die Lufthoheit über den Esstischen wieder ganz klar positioniert: aufseiten der Konzerne. Die Europäische Union unterstützt zum Beispiel eine Institution, die auftritt wie eine offizielle EU-Einrichtung und die sich als Hilfe anbietet bei den großen Ernährungsfragen: »Sind Sie unsicher, wie Sie sich gesund ernähren können? Welche Nahrungsmittel für Sie und Ihre Familie sicher sind?«

Die Webseiten sind in neun Sprachen abzurufen, und schon der Name klingt schwer amtlich: Europäisches Informationszentrum für Lebensmittel (EUFIC). Die Einrichtung wird in der Tat auch finanziert von der Europäischen Union. Aber sie wird von den Konzernen getragen, die für die »toxische« Nahrungsversorgung verantwortlich sind: den Softdrink-Riesen Coca-Cola beispielsweise und Pepsi, den Süßigkeitenkonzernen Mars, Mondelēz und Ferrero, den Rohstoffgiganten Bunge und Cargill, den Nahrungsmultis Nestlé und Unilever.

Beim Kongress der europäischen Fachgesellschaften für Ernährung im Oktober 2019 in der irischen Hauptstadt Dublin hat sogar die Europäische Kommission ihren offiziellen Vertreter zu einem Symposion der Lobbytruppe entsandt.

Es ging um die Richtlinien für Ernährungsempfehlungen. Da glauben die Konsumenten ja, die kämen von unabhängigen Experten oder gar Behörden. Und so sah es auch aus:

Das Logo der Europäischen Kommission prangte natürlich auf jeder Seite seiner Präsentation. Nur von den Konzernen, die da im Hintergrund stehen, war nirgends die Rede, kein Logo zu sehen, auch nicht auf den EUFIC-Werbeblättern, die auf allen Stühlen lagen: Da strahlte stattdessen die sternengeschmückte blaue Fahne der Europäischen Union.

Und der Mann von der EU-Kommission, der auf den wohlklingenden Namen Stefan Storcksdieck genannt Bonsmann hört (@dr_food), war früher selbst bei der Industrietruppe tätig und von dort direkt zur Europäischen Kommission gewechselt.

Kleine Bauern, Gärtnereien, die Lieferanten der traditionellen und gesunden Lebensmittel sind in diesem Milieu natürlich nicht dabei. Die Europäische Union stellt sich im Krieg ums Essen, auch wenn es um die Lufthoheit geht, um die Deutungsmacht, sogar um die Ernährungsempfehlungen, ganz klar und eindeutig auf die Seite des Ungesunden, auf die Seite der Konzerngiganten, der Hersteller und Lieferanten jener Produkte, die unabhängigen Wissenschaftlern als wichtigstes Gesundheitsrisiko für die Weltbevölkerung im 21. Jahrhundert gelten.

Und: Die Europäische Union überträgt diesen Lieferanten sogar die Verantwortung für die »Sicherheit« ihrer Produkte: »Der Lebensmittelunternehmer ist am besten in der Lage, ein sicheres System der Lebensmittellieferung zu entwickeln und dafür zu sorgen, dass die von ihm gelieferten Lebensmittel sicher sind; er sollte daher auch die primäre rechtliche Verantwortung für die Gewährleistung der Lebensmittelsicherheit tragen.« So sieht es die »Verordnung (EG) Nr. 178/2002« vor.

Eigentlich eine schwere Bürde. Vor allem für die Hersteller der ultraverarbeiteten und demzufolge ultraungesunden Nahrungsmittel. Aber sie müssen jetzt nicht die Produktion einstellen, denn ihre Problemprodukte gelten durchweg als »sicher«. Für die Politik bedeutet »sicher« nur, dass keine »Kontamination« vorliegt, so Artikel 14 (5), durch »Fremdstoffe« oder »durch Fäulnis, Verderb oder Zersetzung«.

Becel pro.activ gilt nach offizieller Doktrin als »sicher«. Auch wenn man davon nachweislich krank werden kann. Denn für die Nebenwirkungen sind nicht Kontaminanten verantwortlich, sondern der Herstellerkonzern selbst. Ebenso bei einem Risiko-Klassiker wie *Coca-Cola*. Auch das ist ein absolut sicheres Produkt, auch wenn nach Berechnungen der Universität

Harvard 180 000 Menschen im Jahr an solchen Softdrinks sterben.

Wenn dann ein Konsument hierzulande krank wird und versucht, die Hersteller zur Verantwortung zu ziehen, dann zieht er nicht nur den Kürzeren, sondern auch noch Spott auf sich.

So war das zum Beispiel bei jenem Mann, der bei der Arbeit immer *Mars*-Riegel gegessen hatte und dazu *Coca-Cola* getrunken, einen Liter am Tag.

Irgendwann verspürte er dann Schmerzen an den Nieren. Er ging zu einer Fachärztin, die wies ihn gleich ins Krankenhaus ein – wegen »akuter Komagefahr«. Der Mann war nicht nur dick geworden, 100 Kilogramm schwer, sondern auch zuckerkrank.

Er wollte, es war zur Jahrtausendwende, insgesamt 25 000 Mark (13 000 Euro) Schmerzensgeld von den Herstellern. Ihre Produkte seien es gewesen, die ihn krank gemacht hätten. Allein mit *Coca-Cola* kam er im Jahr auf 27,3 Kilogramm Zucker, plus 12,6 Kilo durch *Mars* und *Snickers*. Statt zu warnen vor ihren »Zuckerbomben«, hätten die Konzerne den Heißhunger erst noch angeheizt, so argumentierte der Kläger, der selbst Jurist ist, sogar Richter. Er sah also eine gewisse Mitschuld bei denen, die mit ihrer Werbung sorglosen Verzehr der offenkundig krank machenden Produkte gefördert hatten: »*Mars* macht mobil, bei Arbeit, Sport und Spiel«. Oder: »Besser geht's mit *Coca-Cola*«.

Der Mann fand, dass die Werbung für solche »ungesunden Zuckerprodukte« nicht als Ausdruck des normalen, »zulässigen Gewinnstrebens« einzustufen sei, sondern als »unzulässige Gefährdung der Volksgesundheit«. Zumindest Warnhinweise gehörten auf die Packung.

Hans-Josef Brinkmann, so heißt der Mann, stieß auf entschiedenen Widerspruch. Zum Beispiel bei den Medizinern. So meinte etwa ein Münchner Diabetologe namens Matthias

Wicklmayer in der *Süddeutschen Zeitung*, wer sich fast ausschließlich von Schokoriegeln und Softdrinks ernähre, werde vielleicht fett, aber nicht zuckerkrank. Wer anderes behaupte, rede »Schwachsinn«. Und die Medizinerin Monika Toeller vom Deutschen Diabetes Forschungsinstitut in Düsseldorf verkündete: »Einen direkten Zusammenhang zwischen Schokoladenkonsum und Diabetesgefahr kann man nicht belegen.«

Das war natürlich auch schon damals Unsinn. Schließlich hatte der britische Ernährungsmediziner Professor John Yudkin schon fast 30 Jahre zuvor, in seinem 1972 erschienenen Buch *Pure, White and Deadly* die Zusammenhänge aufgezeigt, Untertitel: *Über den Zucker als Ursache für Herzkrankheiten, Diabetes und andere Krankheiten*. Seit 1974 auch auf Deutsch erhältlich.

Doch die hiesigen Experten ließen sich durch solche Erkenntnisse nicht irritieren. Wer überdurchschnittlich viel Cola trinkt und auf Schokoriegel steht, sollte eben mehr Sport treiben als andere Menschen. »Viele Menschen ernähren sich falsch und sind träge«, tadelte die Düsseldorfer Diabetologin Toeller.

Und ein Oberarzt namens Theodor Koschinsky vom Deutschen Diabetes Forschungsinstitut in Düsseldorf, der später Professor in München wurde, meinte damals im *Spiegel*, wer sich über so lange Zeit mit falscher Ernährung vergewaltige, könne doch froh sein, einen »tollen Körper zu haben, der das so lange aushält«.

Sogar in den Leserbriefspalten kam Empörung auf – gegen den Zuckerkranken: »Heute versucht auch bei uns so mancher, aus seiner eigenen Blödheit noch Kapital zu schlagen«, schrieb einer im *Spiegel*.

Angesichts der herrschenden Meinung auf Medizinerseite und auch in den Medien blieb zum Beispiel Coca-Cola »total entspannt«. »Fälschlicherweise gelten zuckerhaltige Erfrischungsgetränke als Verursacher von Übergewicht.« So Coca-Cola damals. »Auf die Gefahren des Verzehrs von Lebensmitteln hinzuweisen«, etwa mit Warnhinweisen, »erscheint uns wenig opportun«. Schließlich gebe es »keine guten oder schlechten Lebensmittel, sondern nur gute oder schlechte Essgewohnheiten«. Der Klassiker unter den dümmsten Ernährungssprüchen, mittlerweile widerlegt etwa durch die wissenschaftlich begründete NOVA-Klassifikation, die ganz klar unterscheidet zwischen unterschiedlichen Risikostufen.

Doch damals bekamen die Konzerne recht, in mehreren Instanzen vor diversen Gerichten, zum Beispiel dem Landgericht Essen. Der Vorsitzende Richter der 16. Zivilkammer am Landgericht Essen sagte bei der Urteilsbegründung: »*Coca-Cola* hat einen nicht unerheblichen Anteil von Zucker. Diese produkttypische Eigenschaft wird von den Konsumenten in Kauf genommen. Wer trotz der allgemein bekannten Gefahren von Zuckerkonsum *Coca-Cola* trinkt, handelt eigenverantwortlich.«

Bislang konnte die Industrie sich immer auf den »mündigen Verbraucher« berufen, wenn sie wegen möglicher Gesundheitsfolgen zur Rechenschaft gezogen werden sollte.

Anders in den Vereinigten Staaten von Amerika. Dort drohen drakonische Strafen, wenn Unternehmen ihre Kunden schuldhaft gefährden. Dort ist die Gesundheit des Verbrauchers nicht etwas, worum er sich gefälligst selbst kümmern soll. Die Risiken und Nebenwirkungen der Produkte für die Verbraucher können in den Vereinigten Staaten von Amerika auch ein Problem für die Konzerne sein, sogar für die Bilanzen, wie zum Beispiel ein einst stolzer deutscher Konzern namens Bayer erfahren musste, der zu sehr die Profite im Blick hatte und zu wenig die Gesundheitsprobleme der Kunden und sich die wohl umstrittenste Firma auf diesem Planeten einverleibte, jene mit dem lupenreinen Bösewicht-Image: Monsanto.

Und jetzt muss der deutsche Mutterkonzern der missratenen Tochterfirma nicht nur mit Milliardenstrafen rechnen, sondern auch damit, dass das eigene Unternehmen an Wert verliert, weil Tausende von Kunden sich mit Gesundheitsschäden durch das umstrittene Agrargift Glyphosat an die Gerichte wandten – und plötzlich nicht mehr all die wohlwollenden Professoren und Gutachter der Konzerne den Ton angaben, sondern die Konsumenten mit ihren Leiden.

Binnen eines halben Jahres hatte sich der Aktienkurs halbiert, von 100 auf 50 Euro, und der Firmenwert ebenfalls, um knapp 60 Milliarden Euro. Ein beispielloser Fall von Geldvernichtung aus Geldgier, ohne Rücksicht auf die Opfer, und vielleicht auch ein Fall von ausgleichender Gerechtigkeit für die knapp 15 000 Betroffenen, die klagten.

Im ersten Fall ging es um einen Mann namens Dewayne Johnson. Er war Hausmeister und Platzwart auf mehreren Sportanlagen, hatte dort das Monsanto-Mittel Roundup versprüht – und mit 46 Jahren Lymphdrüsenkrebs im Endstadium, was er auf das Mittel zurückführte und Bayer natürlich bestritt. Doch die Richter entschieden für den kranken Mann: Sie sprachen ihm 39 Millionen als eigentlichen Schadenersatz zu und verdonnerten die Giftfirma zusätzlich zu 250 Millionen Dollar »Strafschadensersatz«, zusammen also 289 Millionen Dollar. Später wurde die Summe herabgesetzt auf insgesamt 78 Millionen Dollar.

Bald darauf aber setzte es sogar eine Milliardenstrafe, im Fall der Eheleute Alva und Alberta Pilloid, die beide an Lymphdrüsenkrebs litten, ebenfalls aufgrund von Roundup-Einsatz, wie die Richter befanden. 55 Millionen Dollar bekam das Ehepaar als Schadenersatz zugesprochen, zwei Milliarden Dollar musste Bayer zusätzlich noch bezahlen, als »Strafschadensersatz«, wie diese juristische Form ausgleichender Gerechtigkeit genannt wird *(Punitive Damages)*. Es geht darum, einen Schaden bei Konsumenten nicht nur auszugleichen, sondern die Verursacher auch noch zu bestrafen. Auch hier wurde die Strafe schließlich auf 86,7 Millionen Dollar herabgesetzt.

In den Vereinigten Staaten von Amerika können die Konsumenten so eine gewisse Waffengleichheit selbst mit Milliardenkonzernen herstellen. Und die Gesundheit der Konsumenten in eine Sprache übersetzen, die auch Konzernlenker verstehen – die Sprache der Zahlen und Bilanzen –, und somit den Konzernen gewissermaßen eine Art börsenrelevantes Gewissen implantieren.

Der klassische Fall stammt dabei schon aus dem Jahr 1763. Es ging um eine ungerechtfertigte Hausdurchsuchung bei einem britischen Regierungskritiker namens John Wilkes. Der bekam 1000 Pfund als Strafschadensersatz. Die Begründung des Richters: »Schadenersatz ist nicht nur als Ausgleich für den Verletzten, sondern auch als Strafe gedacht für den Schuldigen, um von einem solchen Vorgehen für die Zukunft abzuschrecken, und als Ausdruck der Verachtung seitens der Jury für die Tat selbst.«

Punitive damages sollen dem Schädiger und der Allgemeinheit vor Augen führen: Unrecht zahlt sich nicht aus *(»tort does not pay«)*.

So urteilte auch das oberste US-Gericht, der Supreme Court, ein Staat könne »Strafschadensersatz zulassen, um sein legitimes Interesse an der Bestrafung rechtswidrigen Verhaltens und der Abschreckung seiner Wiederholung zu fördern«.

Dabei spielt es eine Rolle, ob der Schädiger ein besonders verwerfliches Verhalten an den Tag gelegt hatte, also absichtlich *(deliberate)*, rücksichtslos *(reckless)* oder bösartig *(malicious)* gehandelt hat – Kategorien, die auch in eine Welt passen, in der die Akteure Monsanto heißen oder Unilever.

Wenn die Gerichte im Namen des Volkes Strafschadensersatzurteile verhängen, dann wird damit ein zeitgemäßer Risikobegriff realisiert – und zugleich in die Sprache der Konzerne übersetzt und als Verantwortungselement implementiert. Die Moral hat im kapitalistischen Geschäftsleben sonst keinen Platz: Firmen sollen ja nicht gut sein, sondern Gewinne machen und Gesetze einhalten. Die amerikanischen Gesetze zwingen die Konzerne, die Folgen ihres Handelns zu bedenken – weil es ihre Bilanzen verhageln kann.

Eigentlich sehr vernünftig. Und vielleicht auch in Europa ein Modell fürs 21. Jahrhundert, in dem die großen Food-Konzerne die globale Nahrungskette dominieren, das ungesündeste Element der Versorgungskette zum neuen globalen Grundnahrungsmittel geworden ist und die ultraverarbeiteten Nahrungsmittel sich als größte Bedrohung der Gesundheit des Menschengeschlechts in den Supermarktregalen reihen.

Im deutschen Recht hingegen sind solche Gesichtspunkte nicht vorgesehen. Schon die Autoren des Bürgerlichen Gesetzbuches hatten die »Heranziehung moralisierender und strafrechtlicher Gesichtspunkte« in das Schadensersatzrecht abgelehnt.

Aber vielleicht werden die Konzerne auf anderem Weg zur Kasse gebeten: über die Haftpflicht. Und da steht der nächste Kandidat für milliardenschwere Klagen schon fest: der Zucker. »Er wird als primärer Treiber für Übergewicht in den USA gesehen«, sagte der US-Risikospezialist Robert Reville beim Weltkongress der Rückversicherer im September 2019 in Monte Carlo. Die Rückversicherer, das sind jene Über-Assekuranzen, die für die ganz großen, teuren Katastrophen zuständig sind, Überschwemmungen, Erdbeben – und gefährliche Nahrungsmittel mit globalem Risikopotenzial wie den Zucker. Das könnte teuer werden für die Konzerne, wenn die Multimilliarden-Folgen des Zuckers zum Haftpflichtfall werden, für Südzucker, für Coca-Cola, für Mars und Ferrero. »Wir beobachten momentan die Rückkehr der Massen-Schadensersatzklagen«, sagt Reville. Womöglich müssten die steigenden Haftpflichtprämien dann auf die Kunden abgewälzt werden – und plötzlich wären die Krankheitsrisiken im Preis enthalten, nach klassisch kapitalistischer Logik, ganz ohne »Sündensteuern« und sonstige staatliche Eingriffe, bei denen Medien immer gleich aufjaulen.

Das wäre besonders erfreulich für jene, die völlig wehrlos sind und doch am meisten betroffen vom Süßen: die Kinder. Sie werden damit überschüttet, beim Kindergeburtstag, bei der Party oder auch beim Besuch der Oma.

Da wäre es nur gerecht, wenn die Oma und all die anderen schon mal ein bisschen in die Tasche greifen für die Krankheitskosten später. Die müssen sonst natürlich die armen Kleinen zahlen – später, wenn sie groß sind.

Sie werden zur Kasse gebeten für die Folgen einer Ernährung, für die sie sich gar nicht entschieden haben. Sie können beim besten Willen nicht als »mündige Verbraucher« betrachtet werden.

Und ausgerechnet die Kleinen bekommen heute vorwiegend Ungesundes. Süßzeug, aber auch die ultraverarbeitete Nahrung, oft sogar hinter dem Rücken ihrer Eltern, mittags in der Kita. Denn kaum jemand weiß, was da wirklich drin ist. Wie es zugeht bei der Produktion, in der Kita-Mittagessen-Fabrik.

Und wenn Eltern das sehen, sind sie schockiert.

8. Generation Ultra

Schöne Aussichten: Die Kinder von heute sind die Kranken von morgen

Als ich einmal wissen wollte, was es in unserem Kindergarten mittags zu essen gibt für die Kleinen, musste ich erst zur Leiterin gehen. Sie öffnete einen Glasschrank, zog eine Kladde heraus und überreichte sie mir. Die Menüliste des Cateringkonzerns Apetito, der unsere Kinder abfüttert. Umso erstaunter war ich dann, als ich später mit einer kleinen Besuchergruppe die Produktionshallen besichtigen durfte, in denen sie jeden Tag 1,3 Millionen Essen fabrizieren.

Für unsere Besuchergruppe war das natürlich ein Realitätsschock. Es sah da ganz anders aus als in der Werbung. Besonders »schockiert« war einer der Väter in der großen Halle, die wir natürlich nur durch ein Fenster auf dem Besucher-Parcours anschauen durften. Riesige Maschinen, mattgraue Kolosse, Menschen in weißen Kitteln, Gummistiefeln, den typischen Duschhauben auf dem Kopf. Essen vom Fließband – nicht gerade das, was er sich so für sein Kind wünscht. Und zu allem Überfluss entdeckte er am Schluss des Rundgangs auch noch etwas, das er nicht hätte sehen sollen. Eine graue Plastikflasche mit der Aufschrift: »R 140112 Aroma natürlich Rind«. Und auf einer anderen: »R 140313 Aroma Huhn I«. Industrielles Aroma, der chemisch erzeugte Schwindel, der dick macht, den Geschmackssinn unserer Kinder austrickst und ihren Körper fehlprogrammiert fürs Leben. Ganz normal in der industriellen Nahrungsproduktion. Doch überraschenderweise dementierten die Apetito-Leute ganz heftig: Das sei »aus dem deutschen Essen komplett entfernt« worden. Aroma, das sei ein »absolutes No-Go«, jedenfalls für deutsche Kunden: »Nur die Holländer, die kriegen das noch.« Das wunderte mich nun wirklich, denn ich hatte ja bei der Chefin von unserem Kindergarten ja die Zutatenlisten gesehen und wusste schon: Das ist die übliche Hexenküche der Chemie, die hier zum Einsatz kommt – Zitronensäure, Phosphate und immer wieder Aroma. Für unsere Kinder. Obwohl die natürlich keine Holländer sind. Im Internet steht nichts von diesen Zusätzen, auf den Apetito-Seiten erscheint nur pure Natur. Auf dem Essensplan steht auch. So erfahren die Eltern nie, was ihre Kinder zu essen kriegen – wenn sie nicht zur Chefin gehen und nach der Kladde im Glasschrank fragen. Natürlich ist das alles völlig legal. Und die meisten Eltern stört das auch gar nicht: Sie wollen gar nicht so genau wissen, was da auf den Tisch kommt.

Eigentlich sollte die Politik ja unsere Kinder ganz besonders schützen. Schließlich sind sie die Schwächsten in unserer Gesellschaft. Und: Sie sind die Zukunft. Die Kinder von heute sind die Gesellschaft von morgen. Sie sind aber auch die Patienten von morgen. Sie sind die Beitragszahler von morgen. Und vielleicht sogar die Frührentner von morgen.

Doch auch in diesem Bereich praktiziert die Politik ihre Doppelstrategie; sie paktiert mit den Konzernen, sorgt für industriefreundliche Gesetze, lässt ihre Professoren als »Mietmäuler« für die Produzenten des Ultraungesunden arbeiten und fährt zugleich Erziehungskampagnen für die »gesunde Ernährung unserer Kinder«. Scheinheiliger und doppelzüngiger und janusköpfiger geht's nicht mehr.

In kaum einem anderen Bereich hat die Lebensmittelpolitik solch weitreichende Auswirkungen. Für die Gesundheit unserer Kinder – heute, aber auch in der Zukunft. Und damit auch auf ihren Wohlstand, die wirtschaftlichen Aussichten des Landes. Da wäre es natürlich wichtig, mit natürlichen Lebensmitteln die Basis für eine gesunde Zukunft zu schaffen. Doch die meisten Kinder kriegen die Kost der Konzerne, oft ab Stunde null. Noch keine Generation zuvor kam so früh mit den Risikoprodukten aus der neuen Nahrungskette in Kontakt wie die Kinder zu Beginn des 21. Jahrhunderts. Wenn es dafür eine Kennzeichnungspflicht gäbe, stünde überall eine knallrote 4: das Warnzeichen für die ungesunden Ultras.

Eine Kindheit auf Level 4, der obersten Risikostufe im innovativen NOVA-Schema. Das beginnt mit der Milch aus dem Fläschchen, geht weiter mit dem Brei aus dem Gläschen, den Fruchtzwergen, dem Obst aus dem Quetschbeutel und endet mit dem Mittagessen von Apetito noch lange nicht; danach gibt es ja noch Gummibärchen und Smarties – alles ultraverarbeitet. Alles Level 4. Fast Food, Hamburger, Cola dann sowieso.

Die künstliche Kindernahrung boomt. Allein Danone hat seine Babymilchproduktionskapazitäten verdoppelt. Die Produkte seien »weltweit stark nachgefragt«, sagte eine Sprecherin. Sie seien in 150 Märkten vertreten. Die Danone-Tochter Milupa hat 170 Millionen Euro in eine neue Fabrik für Babynahrung im hessischen Fulda gesteckt. Von dort sollen jährlich etwa 90 000 Tonnen Säuglingsnahrung für 150 Millionen Packungen in 70 Länder der Welt exportiert werden.

Weltweit stieg beim Pulver für die Fläschchenmilch der Umsatz für Marken wie Nestlé, Hipp, Milupa, Aptamil von 25 Milliarden Dollar im Jahr 2010 auf über 60 Milliarden im Jahr 2020. Und soll bis 2025 auf 90 Milliarden steigen. Im Jahr 1987 waren es übrigens zwei Milliarden Dollar, was sehr schön zeigt, wie das allerbeste Lebensmittel, das die Natur kennt, die Muttermilch, durch künstliche Konzernnahrung verdrängt wird.

Und nach wenigen Monaten geht es schon weiter auf Level 4, mit den Gläschen. Auch da dominiert die Parallelwelt des

Ultraverarbeiteten gegenüber dem naturnahen hausgemachten Brei.

Die Firma Hipp beispielsweise, die in der Werbung immer so familiär daherkommt, ist in Wahrheit ein global aktiver Konzern mit Sitz in der Schweiz (Hipp Holding AG) – in einem Ort namens Sachseln, eine Autostunde südwestlich von Zürich. Das Gläschen-Imperium ist so etwas wie ein Weltreich, es umfasst 57 Länder: Sogar in der Türkei, in China, auf den Philippinen, in Südafrika und den Vereinigten Arabischen Emiraten wird der Brei verkauft. Produziert wird unter anderem in Österreich, in der Schweiz, in Russland, Kroatien, Ungarn und sogar im Krisenland Ukraine. 8000 »Biobauern« liefern Ware. Der Konzern ist Weltmarktführer bei Babynahrung aus »biologischem Anbau«.

Umsatz: Hunderte Millionen Euro. Gewinn: im zweistelligen Millionenbereich. Jedes Jahr. Märchenhaft. »Von Natur aus reich«, schrieb das Schweizer Wirtschaftsmagazin *Bilanz* über Hipp. »Übermächtig« nennt die *Lebensmittelzeitung* sein Brei-Imperium. Slogan: The best from nature. The best for nature (Das Beste aus der Natur. Das Beste für die Natur).

Das ist der Slogan. Die Wirklichkeit sieht ganz anders aus. In Wirklichkeit wird das Kind immer weiter entfernt von der Natur. Die Generation Ultra. Nicht nur mit Fläschchenmilch und Gläschenbrei. Danach kommen ja die *Fruchtzwerge*, der Pudding namens *Paula* aus dem Plastikpack.

Auch das Mittagessen im Kindergarten, in der Schule: vorfabriziert. Alles andere als frisch. Nur ein Drittel der Kitas bereitet das Essen selbst zu. Der Rest bezieht es oft aus riesigen Catering-Fabriken, die kaum jemand kennt, wie jenen Apetito-Konzern aus dem nordrhein-westfälischen Rheine, einer Firmengruppe mit 9400 Mitarbeitern, die einen Umsatz von 882 Millionen Euro macht und einen Gewinn nach Steuern von 48 Millionen Euro (2018). Oder einem Branchenriesen wie Sodexo, mit weltweit 425 000 Beschäftigten, die täglich 75 Millionen Esser abspeisen. 60 Prozent der Kindergartenkinder ab drei und sogar 80 Prozent der Kleinen unter drei Jahren bleiben mittags in der Krippe und kriegen dann die häufig tiefgekühlte und kurz aufgewärmte Konzernkost.

Also: Die ultraungesunde Nahrung trifft praktisch alle Kinder, auch zu Hause. In Deutschland geben 80 Prozent der Eltern ihren Kleinen Gläschenbrei, 60 Prozent ausschließlich. In Großbritannien und den USA sind es sogar bis zu 95 Prozent, die ganz oder teilweise Fast Food aus dem Gläschen bekommen.

Die frühe Prägung durch die industrielle Parallelwelt der Nahrung wird entscheidend sein für ihr Leben, für den Gesundheitszustand der ganzen Gesellschaft. Und was auf unsere Kinder da zukommt, ist jetzt schon abzusehen: steigende Krankheitsraten, steigende Lasten für die Wirtschaft, für die Gesellschaft – und damit für unsere Kinder selbst, für ihr Leben, ihren Wohlstand, ihre finanziellen Spielräume im 21. Jahrhundert, das ja ihr Jahrhundert ist.

Diese Ultraprodukte können, wie eine wachsende Zahl von Studien zeigt, die Gesundheit der Kinder erheblich beeinträchtigen. Sie können das Immunsystem stören, zu Allergien führen und sogar zu Autoimmunerkrankungen wie Zöliakie, auch Diabetes. Natürlich können sie auch dick machen, auch das Herz schädigen, den Blutdruck, die Psyche beeinflussen.

Dabei fühlen sich die Kinder und Jugendlichen heute eigentlich super, und ihre Eltern sehen das genauso. 95,7 Prozent der Eltern schätzen den allgemeinen Gesundheitszustand ihrer Kinder von drei bis 17 Jahren als gut bis sehr gut ein. Das sagen sie jedenfalls, wenn sie gefragt werden, etwa bei der sogenannten KiGGs-Studie zur Gesundheit von Kindern und Jugendlichen in Deutschland, einer Langzeitstudie des Berliner Robert Koch-Instituts (RKI).

Die positive Selbsteinschätzung überrascht: Schließlich stellen Ärzte bei 12,8 Prozent der deutschen Kinder zum Beispiel Neurodermitis fest, und jedes vierte Kind im Land soll chronisch krank sein. Offenbar haben sich viele Familien schon so an die Krankheiten gewöhnt, dass sie ihnen gar nicht mehr auffallen. Krank ist für viele das neue Normal.

Schon droht der Trend bei der Lebenserwartung zu kippen, prophezeien Mediziner: »Wer heute geboren wird, wird im Schnitt vermutlich kürzer leben als seine Eltern«, heißt es Anfang 2018 in einer Pressemitteilung der Universität Bonn, in der es um die moderne Nahrung ging, die der Körper als Krankheitserreger begreift, und die Reaktion des Immunsystems. Das reagiert auf die ultraverarbeitete Nahrung wie auf klassische Krankheitserreger, aktiviert die Abwehr, etwa mittels Entzündungen – und löst so, wenn das zum Dauerzustand wird, die großen Zivilisationsleiden aus.

Und manchmal greift das Immunsystem auch ganz direkt den eigenen Körper an. Wie beispielsweise bei Diabetes Typ 1, jener Variante der »Zuckerkrankheit«, die als die »juvenile« bezeichnet wird, also die »jugendliche«. Die Erkrankungsraten steigen in Europa um 3,4 Prozent jährlich, in Deutschland sogar um 4,5 Prozent. Sie haben sich in 20 Jahren verdoppelt.

Schon gibt es Schulen mit speziellem Angebot für die kleinen Zuckerkranken, etwa im Stuttgarter Stadtteil Degerloch. Eine bessere Gegend, viel Wald, teure Immobilien. Früher war es ein Luftkurort, heute gibt es da direkt neben dem Eisstadion, in dem die Kinder auf Schlittschuhen herumkurven, eine neue Grundschule, die sich besonders um Kinder mit dieser Diagnose kümmern will – als »erste und einzige Grundschule für die betroffenen Kinder in Deutschland«, wie es der Vorsitzende des Trägervereins stolz formulierte.

Diabetes Typ 1. Das ist die mysteriöse Krankheit, bei der die Bauchspeicheldrüse nicht funktioniert und die Kinder sich deshalb Insulin spritzen müssen, jenes Hormon, das dafür sorgt, dass die Energiequelle Zucker (Glukose) vom Körper aufgenommen werden kann.

Die Ursachen gelten als ungeklärt. Doch es mehren sich die Hinweise, dass die Erkrankung mit der Ernährung zusammenhängen könnte. Schon im Säuglingsalter. Möglicherweise spielt die Milch aus dem Fläschchen dabei eine Rolle, denn sie wird ja aus Kuhmilch gewonnen und ist für so ein Menschenbaby ein Fremdstoff, auf den sein Immunsystem seine Kämpfer hetzt – und weil offenbar ein »Oberflächeneiweiß« auf den Betazellen der eigenen Bauchspeicheldrüse ganz ähnlich aussieht, nehmen die Immunkämpfer dann auch das eigene Organ ins Visier.

Vielleicht hängt es auch mit anderen Elementen der ultraverarbeiteten Nahrung zusammen, Zusatzstoffen beispielsweise wie etwa den sogenannten Emulgatoren, die das Milieu im Darm beeinflussen und damit ebenfalls das Immunsystem, was gemäß einer Studie, die 2017 in der Zeitschrift *Foods* erschien, »mit einem erhöhten Risiko für Autoimmunität bei genetisch veranlagten Kindern verbunden« ist und damit für Krankheiten wie Diabetes Typ 1, aber auch Zöliakie.

Weil die Emulgatoren das Immunsystem stören, das ja zu großen Teilen im Darm sitzt, könnten sie auch ganz generell bei Allergien eine Rolle spielen, meinen die Autorinnen, und damit die Kinder auch anfälliger machen für Krankheiten, auch später im Leben.

Viele Elemente der modernen Kinderernährung können auch das Gehirn schädigen, die Stimmung trüben, auch ADHS auslösen, Kopfschmerzen sowie Migräne fördern und langfristig das Risiko für die Alzheimerkrankheit erhöhen.

Da kann der viele Zucker eine Rolle spielen, auch Süßstoffe wie Aspartam, in der *Coca-Cola Light*, im Kaugummi oder sogar im Hustenbonbon von Ricola, da können Zusatzstoffe eine

Rolle spielen, von Aluminium bis zur Zitronensäure in den *Haribo Goldbären* oder dem Kita-Mittagessen von Apetito. Oder der Geschmacksverstärker Glutamat in den Kartoffelchips.

Die ultraverarbeitete Nahrung kann auch bei Depressionen eine Rolle spielen, schon bei Kindern und Jugendlichen, wie diverse Studien gezeigt haben. Oder zu einem ausgedehnteren Bauchumfang, wie brasilianische Forscher 2019 berichteten. Ein dicker Bauch wiederum kann den Blutdruck erhöhen, wie Simonetta Genovesi von der Universität Milano-Bicocca schon 2008 in einer Studie nachgewiesen und im zuständigen Fachorgan *Journal of Hypertension* publiziert hatte. Auch hoher Blutdruck erhöht dann die Wahrscheinlichkeit für einen Schlaganfall, für Herzinfarkt und Nierenschäden.

So sammeln sich schon ganz am Beginn des Lebens die Risikofaktoren.

Der Göttinger Kinderkardiologe Dr. Martin Hulpke-Wette hatte, als er seine Praxis eröffnete, geglaubt, zwei Blutdruckmessgeräte würden reichen. Heute hat er 20 Stück davon.

Auch bei Kindern, die unter Ritalin stehen, dem Standardmedikament bei ADHS, kann der Blutdruck steigen. Und sogar bei Kindern, deren Mütter in der Schwangerschaft zu viel Fruchtzucker zu sich nehmen. Bluthochdruck kommt auch von *Coca-Cola*, von Energydrinks wie *Red Bull* und anderen Softdrinks. Auch das hatten diverse Untersuchungen gezeigt.

»Ich habe Patienten«, sagt Dr. Hulpke-Wette, »die trinken regelmäßig jeden Tag anderthalb Liter Limonade.«

Und womöglich spielen diese Softdrinks auch eine Rolle bei der erschreckenden Zunahme von Krebserkrankungen bei Kindern seit den 1980er-Jahren. Zumindest die Light-Variante könnte da eine Rolle spielen. Denn häufig enthalten zuckerfreie Produkte, wie auch Kaugummi, Bonbons und Tausende andere Produkte, den Süßstoff Aspartam. Und der steht tatsächlich im Verdacht bei Leukämie, auch bei Lungenkrebs,

Lymphknotenkrebs und Leberkrebs. Und das beginnt tatsächlich schon im Mutterleib, bei einer täglichen Dosis von 20 Milligramm Aspartam pro Kilogramm Körpergewicht – der Hälfte des in Europa gültigen Grenzwertes für den Süßstoff. Darauf hat das Ramazzini-Institut im italienischen Bologna immer wieder hingewiesen.

Und auch der Softdrink bei Kindern selbst kann das Krebsrisiko später in ihrem Leben steigern. Denn: Wer mehr als sechsmal pro Woche solche Süßgetränke schluckt, hat zum Beispiel ein höheres Risiko für Leberkrebs. Das hat eine groß angelegte Studie unter Leitung der Internationalen Agentur für Krebsforschung der Weltgesundheitsorganisation (IARC-WHO) mit 477 206 Teilnehmern in zehn europäischen Ländern ergeben.

Generell soll ultraverarbeitete Nahrung das Krebsrisiko erhöhen. Das hatten auch die Daten der 2018 im *British Medical Journal* veröffentlichten französischen NutriNet-Santé-Studie mit 104 980 Teilnehmern ergeben. Die Forscher hatten dabei einen »signifikanten« Zusammenhang zwischen ultraverarbeiteter Nahrung und Krebsleiden festgestellt, insbesondere Brustkrebs. Und da sind die Kinder in der Tat besonders gefährdet, denn viele von ihnen bekommen ja gar nichts anderes als ultraverarbeitete Produkte.

Es sind sicher viele Faktoren, die bei den steigenden Krebsraten unter Kindern eine Rolle spielen. Wobei manche erst durch die Produktion der Industrienahrung entstehen, die krebserregenden »Prozesskontaminanten« beispielsweise in *Nutella* oder auch bei der Produktion von Fläschchenmilch, was sogar die Vorsitzende des zuständigen Gremiums der europäischen Lebensmittelsicherheitsbehörde EFSA »besonders besorgniserregend« fand. Sie entstehen ausgerechnet bei jenen Prozessen, die eigentlich die Nahrung »sicher« machen sollen, etwa bei der Erhitzung

Im Falle der Kinderernährung zeigt sich besonders deutlich, wie der antiquierte Begriff von Lebensmittelsicherheit zur Belastung für die Zukunft der Gesellschaft werden kann. Die Produkte sind natürlich vollkommen sicher. Aber sie machen trotzdem viele Kinder krank. Und sie sind eine schwere Belastung für die Zukunft, für die Gesellschaft von morgen und mithin für die Kinder selbst. Die Politik mit ihrem Beharren auf diesem veralteten Begriff nimmt Gesundheitsgefahren in Kauf, und mehr noch: Sie ist dafür verantwortlich, weil sie die riskanten Produkte nicht verbietet, sondern ermöglicht oder gar fördert. Nicht einmal Warnaufdrucke weisen auf Gefahren für die Kinder hin, beispielsweise bei jenen ultraverarbeiteten Produkten, die viele Eltern sogar für besonders »sicher« und gesund halten: den Gläschen mit dem Babybrei.

Darin werden immer wieder krebserregende Stoffe gefunden, in den allgegenwärtigen Gläschen mit Karottenbrei etwa, aber auch in Karottensäften. Ursache: der Produktionsprozess.

Denn Babygläschen müssen bis zu zwei Jahre halten, sie dürfen daher keinerlei Krankheitserreger, Mikroben aller Art, enthalten. Sie werden deshalb sterilisiert – und genau dadurch zum Krankheitsrisiko.

Denn durch langes Erhitzen über 100 Grad Celsius zum Zwecke der Sterilisation können aus natürlichen Inhaltsstoffen der Karotte, etwa Vitamin C, krebsverdächtige Substanzen gebildet werden – Benzol beispielsweise, oder auch Furan, was »insbesondere für Säuglinge und Kleinkinder« nach Einschätzung des deutschen Bundesinstituts für Risikobewertung (BfR) »nicht als unbedenklich einzuschätzen« ist.

Beim selbst gemachten Brei entsteht das natürlich nicht. Der muss auch nicht zwei Jahre halten, sondern vielleicht zwei Stunden. Auch hier wird also der industrielle Prozess zum eigenständigen Gesundheitsrisiko, das im herrschenden Begriff von »Lebensmittelsicherheit« nur unzureichend abgebildet wird – mit verhängnisvollen Spätfolgen für die Generation Ultra.

Denn der Brei aus dem Gläschen hat noch weitere Risiken und Nebenwirkungen.

Sie können beispielsweise dick machen. Schon im Alter von einem Jahr haben die Gläschenkinder ihre Altersgenossen aus Selbstkocherfamilien gewichtsmäßig überholt. Es könnte damit zusammenhängen, dass durch die Erhitzung Nährstoffe verloren gehen – und die Kinder also mehr essen müssen, um ihren Bedarf zu decken. Vielleicht liegt es auch daran, dass Gläschenkinder später eine größere Neigung zu Fast Food haben und zu Süßem.

Gläschennahrung kann auch das Allergierisiko erhöhen und anfälliger machen für Krankheiten. Denn sie schwächt das Immunsystem – weil sie keinerlei Mikroben enthält, die somit fehlen als Trainingspartner fürs Immunsystem.

Gläschennahrung macht auch dumm. Jedenfalls sollen Gläschenkinder einen (geringfügig) niedrigeren IQ haben. Woran das liegt, ist noch nicht eindeutig geklärt

Hinzu kommt: Gläschennahrung macht alt. Sie enthält jene umstrittenen Stoffe, die den Alterungsprozess beschleunigen können, zu verfrühtem Auftreten von Krankheiten und vorzeitigem Ableben führen, die bereits erwähnten AGEs, die fortgeschrittenen Verzuckerungsendprodukte.

Diese Altersbeschleuniger stecken, wie eigens in Auftrag gegebene Analysen ergaben, in den ganz normalen Babynahrungsprodukten mit bisher allerbestem Image: etwa in den Gläschen mit Hipp *Kiwi-Banane in Birne,* Alete *Kartoffeln-Kürbis-Gemüse,* Hipp *Karotten-Kartoffeln-Bio-Rind, Capri Sonne Fruit Snack Banane & Apfel.*

So können ausgerechnet diese Kindernahrungsmittel, denen viele Eltern besonders vertrauen, langfristig zu erhöhten

Krankheitsquoten im 21. Jahrhundert führen, dem Jahrhundert unserer Kinder.

Der Krieg ums Essen: Wenn er schon im Kinderzimmer beginnt, sind die Kollateralschäden und die langfristigen Verwüstungen am schlimmsten. Es trifft eine ganze Generation – und ihre Zukunft als Erwachsene, als Arbeitskräfte, auch als künftige Beitragszahler in die Sozialsysteme; sie müssen ja selbst aufkommen für die Folgen der Veränderungen in der Nahrungskette, von denen sie früh im Leben betroffen waren.

Sie sind sozusagen Opfer von Entwicklungen, die sie selbst nicht zu verantworten hatten, von Entscheidungen, auf die sie keinen Einfluss hatten, Entscheidungen ihrer Eltern, die diese im Glauben getroffen hatten, sie seien das Beste für ihre Kinder, vor allem aber von Versäumnissen, auch falschen Positionierungen der Politik und der »toxischen Umgebung«, in die schon die Kleinsten heute hineinwachsen. Das wird ihr Leben später prägen, auch die wirtschaftlichen Verhältnisse, für sie persönlich, aber auch die ganze Gesellschaft in der Mitte des 21. Jahrhunderts.

Vermutlich gibt es kein Produkt, bei dem die Folgelasten so dramatisch ausfallen wie der Säuglingsmilch aus dem Fläschchen, dem künstlichen Ersatz für die Muttermilch. Erzeugnisse wie *Aptamil, Nestlé Beba* und *Hipp Combiotik.* Natürlich gelten auch sie als vollkommen sicher – aber sie können gleichwohl die Kinder anfälliger machen für allerlei Krankheiten, warnen sogar die Lebensmittelwächter vom Berliner Bundesinstitut für Risikobewertung (BfR): »Obwohl die Fütterung von industriell hergestellter Säuglingsnahrung eine jahrzehntelange Geschichte von insgesamt sicherem Gebrauch hat, weisen mit industriell hergestellter Säuglingsnahrung ernährte Kinder ein höheres Risiko für eine Reihe von Erkrankungen auf im Vergleich zu gestillten Kindern.«

Auch hier: Vollkommen »sichere« Nahrungsprodukte erhöhen die Gefahr für Krankheiten im Kindesalter, für Atemwegsinfekte, Mittelohrentzündungen, Magen-Darm-Infektionen, auch Allergien und Asthma. Aber auch das Risiko für Probleme später im Leben, etwa für »späteres Übergewicht und Diabetes«. Also für die Großprobleme des Gesundheitswesens, die teuersten Krankheiten, unter denen die Krankenkassen, genauer: die Beitragszahler, jetzt schon ächzen.

Auch Herz-Kreislauf-Probleme könnten gefördert werden, Bluthochdruck und sogar Krebs. »Das bedeutet«, meint Bodo Melnik, Hautarzt und Professor an der Universität Osnabrück: »Wir schaffen hier die Grundlage für unsere Zivilisationskrankheiten.« Das Verhängnisvolle sei, dass sie »nicht sofort sichtbar« sind: »Die Folgen zeigen sich erst in 20 oder 30 Jahren.«

Auch das Robert Koch-Institut (RKI), die Gesundheits-Überwachungseinrichtung der Bundesrepublik Deutschland, prophezeit in seiner KIGGS-Studie, dass sich »früh eintretende Gesundheitsbeeinträchtigungen« von der »Kindheit über die Jugendphase bis in das Erwachsenenalter hinein fortsetzen und die Entstehung und Verfestigung langfristiger Gesundheitsprobleme begünstigen« können.

Beispielsweise bei den Kindern mit Diabetes Typ 1. Damit ist zwar glücklicherweise ein weitgehend normales Leben möglich. Aber: Jene Kinder, die Diabetes Typ 1 haben, finden später schwerer einen Job, sie verdienen weniger und müssen oft sogar früher aufhören zu arbeiten. So stellten schwedische Forscher um Sofie Persson von der Universität Lund in einer 2018 veröffentlichten Studie fest, dass Diabetes Typ 1 in der Kindheit »einen negativen Einfluss auf die Chancen auf dem Arbeitsmarkt im späteren Leben hat«.

Zu einem gesellschaftlich weit größeren Problem werden vermutlich die Folgen von kindlichem Übergewicht, das sich ebenfalls später massiv auswirken kann und deshalb ein besonderer »Grund zur Sorge« ist für den US-Finanzkonzern Morgan Stanley. Denn wenn aus dicken Kindern später dicke Erwachsene werden, wird in Industriestaaten wie auch in Entwicklungsländern »das Risiko zusätzlicher Komplikationen im späteren Leben« steigen, schreiben die Analystinnen des Konzerns in ihrer Gesundheitsstudie *The Bitter Aftertaste of Sugar*.

Umso wichtiger wäre natürlich, wenn die Lebensmittelpolitik Konsequenzen zöge aus solchen Erkenntnissen. Die Mindestforderung wäre natürlich eine Kennzeichnung für die ultraverarbeiteten Produkte. Professor Melnik fordert auch, das ultraverarbeitete Pulver für die Fläschchenmilch, die tatsächlich ein Segen sein kann für jene Frauen, die aus körperlichen Gründen nicht stillen können, konsequenterweise als medizinisches Produkt in der Apotheke zu verkaufen, inklusive »Verschreibungs- und Beratungspflicht«, und so die Solidargemeinschaft, also die Kinder selbst, wenn sie später erwachsen sind, vor den teuren Spätfolgen zu schützen.

Aber es geht natürlich auch um die anderen ultraungesunden Produkte, Softdrinks, Snacks, Süßzeug.

Da kauft die Oma den Kleinen eine Tüte *Haribo Goldbären* für ein paar Euro – und die Kinder zahlen später selbst die Zeche, sie leiden unter den Krankheiten, die aus dem frühen Konsum von solchem Zuckerzeug erwachsen, und stöhnen unter den steigenden Sozialbeiträgen, die dafür fällig werden. Ob sie das wollen, hat die Oma natürlich nicht gefragt.

Besser wäre es, sie würde die Folgekosten nicht ihren Enkeln aufhalsen, sondern netterweise gleich selbst mit übernehmen und ihren Anteil gleich an der Kasse mit den Gummibärchen bezahlen. Ein Hinweis könnte sie darüber aufklären, warum die Tüte mit den süßen Bärchen jetzt plötzlich, sagen wir, zwölf Euro kostet. Vielleicht würde die Oma dann zurückzucken und das Zeug wieder ins Regal legen. Sie will ja dem Enkel nicht die Zukunft vermiesen durchs Versüßen.

Kostendeckende Preise für Problemprodukte: Das wäre eine

sinnvolle Maßnahme zur Entgiftung der »toxischen Umgebung«. So fordert die Weltgesundheitsorganisation (WHO) schon lange die »Schaffung eines gesunden Lebensmittel- und Getränkeumfelds«. So sollten »Schulen und andere Einrichtungen, in denen sich Kinder aufhalten«, frei sein von Fast Food, Softdrinks und der Werbung dafür.

Doch die real existierende Lebensmittelpolitik ist, wenn es um die Kinder geht, erschreckend zukunftsblind. Sie unterstützt sogar eher die Konzerne, kooperiert mit ihnen, duldet sogar verbotene Werbung für Säuglingsmilchpulver mit Formulierungen wie »nach dem Vorbild der Muttermilch« oder »nach dem Vorbild der Natur«, die »sachlich falsch« seien, wie die Nationale Stillkommission beim Bundesinstitut für Risikobewertung meint und die Produkte, die mit diesen Begriffen gekennzeichnet sind, für »nicht verkehrsfähig« hält, weshalb sie von der Lebensmittelaufsicht sofort aus dem Regal geräumt werden müssen.

Doch es geschieht: nichts.

Und sogar wenn es um die Bekämpfung von Übergewicht und Fettleibigkeit geht, kooperiert die deutsche Bundesregierung gern mit den Konzernen, die dafür verantwortlich sind – Ferrero, Danone, Apetito, Nestlé, Mars, Coca-Cola. Sie sind in der von der deutschen Bundesregierung gegründeten Plattform Ernährung und Bewegung (peb) Mitglieder, neben Sportverbänden und Verbrauchervereinigungen.

Sogar für die offiziellen deutschen Ernährungsrichtlinien, die von der Bundesregierung verbreitet werden, ist ein Experte verantwortlich, der mit den Ultra-Konzernen eng verbunden ist: der Münchner Professor Berthold Koletzko. Er arbeitete nach eigenen Angaben mit Firmen wie BASF, Milupa, Roche, Kellogg's, Nestlé und Danone zusammen, leitet sogar Werbeveranstaltungen etwa für den Gläschennahrunghersteller Hipp. Trotz dieser Interessenkonflikte war Koletzko maßgeblich an den offiziellen, verbreiteten Ernährungsrichtlinien mit dem Titel *Ernährung und Bewegung von Säuglingen und stillenden Frauen* beteiligt – die dann auch zugunsten seiner Sponsoren ausgefallen sind. Teilweise klang der Richtlinientext ganz wie eine Werbebroschüre der Gläschenkonzerne.

Immerhin: Vereinzelt versuchen sogar amtliche Lebensmittelaufseher, die Gesundheit der Kleinen zu schützen und gegen Problemprodukte vorzugehen. Etwa die »Kindermilch«, ein besonderes Boom-Produkt in den Drogeriemärkten, deren Zutatenliste sich liest wie das Inhaltsverzeichnis beim Chemiebaukasten.

Weil sie das nicht für besonders gesund halten, hatten die zuständigen deutschen Lebensmittelwächter vom Berliner Bundesamt für Verbraucherschutz und Lebensmittelsicherheit (BVL) versucht, die Produkte vom Markt zu nehmen. Begründung: zu viele zugesetzte Vitamine, zu wenige der wichtigen Nährstoffe.

Insgesamt ging es um 16 Kindermilchprodukte, die nach Ansicht des Amtes nicht verkauft werden dürften, darunter *Milumil Meine Kindermilch 2+* von Milupa und die *Beba Kleinkind-Milch 2+* des Lebensmittelmultis Nestlé. Für diese Produkte hatte die Behörde »das Inverkehrbringen«, wie das förmlich heißt, »vorläufig untersagt«.

Doch die Kindermilch wird weiter verkauft, auch dank juristischer Aktivitäten der betroffenen Konzerne und trotz der auch vom Bundesinstitut für Risikobewertung (BfR) formulierten Bedenken, dass die Kindermilch »zu unnötigen oder sogar unerwünscht hohen Nährstoffaufnahmen führt« und durch die industriellen Aromen »bei Kleinkindern die Geschmacksprägung gestört wird«.

Doch in der Europäischen Union ist die Gesundheit der Kinder das eine, das Geschäft für die Konzerne das andere. Und das floriert: »Der EU-Markt für diese Produkte wächst«, schwärmte die Europäische Kommission. »Die EU-Hersteller sind weltweit führend.« Spürbar freute sich die Kommission mit den Konzernen, die das produzieren.

Kritik an den Chemiebomben mochten sie eigentlich nicht gelten lassen, im Gegenteil: Es bestünden »keine Sicherheitsbedenken«; es könnte sogar damit die »Zufuhr bestimmter Nährstoffe«, von denen manche Kinder zu wenig hätten, »erhöht werden«, schrieb die EU-Kommission in ihrem Bericht der Kommission an das Europäische Parlament und den Europäischen Rat über Kleinkindnahrungen.

Die Kommission konnte sich auch hier wieder auf ganz kompetente Experten von der europäischen Lebensmittelbehörde EFSA stützen. Sie sind besonders sachkundig, auch dank ihrer Nähe zur Industrie, in diesem Fall zum *Milupino*-Kindermilch-Mutterkonzern Danone.

Etwa der nordirische Ernährungschemiker Professor Sean (J.J.) Strain, der den Kindermilchproduzenten Danone und Nestlé geschäftlich verbunden ist und auch Mitglied war im Aufsichtsrat der einflussreichen Lobbytruppe ILSI. Auch Carlo Agostoni, Professor für Kinderheilkunde in Mailand, hatte schon Honorare bekommen von Kindermilchfirmen wie Hipp, Humana und Danone *(Milupa, Aptamil)*.

Tja, so ist es eben, meinte die frühere EFSA-Exekutivdirektorin Catherine Geslain-Lanéelle: »Wenn wir alle Experten ausschließen würden, die Geld von der Industrie bekommen haben, hätten wir bald gar keine mehr.«

Die deutschen Behörden haben sich da also mit ihren Bedenken in Sachen Kindermilch nicht so recht durchsetzen können. Wenn es um die Geschäfte geht, müssen die Gesetze und Vorschriften eben angepasst werden, am besten gleich im Weltmaßstab. Jetzt geht es um die endgültige globale Legalisierung jener Kindermilch-Problemprodukte, die die zuständige deutsche Behörde verbieten wollte.

Und es geht voran: Die zuständigen globalen Gremien der Weltgemeinschaft sind schon bei der Arbeit.

Manche, die dort mitarbeiten, scheuen aber ein bisschen das Licht der Öffentlichkeit und wollen lieber inkognito bleiben. Einige aber werden böse, reagieren richtig aggressiv, wenn sie sich dabei gestört fühlen.

9. Ungeheure Verbrechen

Lebensmittelrecht: Wenn es ums Essen geht, hat die Demokratie Pause

Für mich war die Reaktion des Mannes im weißen Hemd etwas irritierend, schließlich war er offizielles Mitglied der deutschen Delegation in diesem wichtigen Gremium der Vereinten Nationen, in dem es um Nahrung für Babys und Kleinkinder geht.

Ich hatte mich vorgestellt, meine Visitenkarte überreicht, aber entgegen den üblichen Regeln der Höflichkeit kam von ihm keine Reaktion. Ein etwas ungewöhnliches Verhalten für ein offizielles Delegationsmitglied der Bundesrepublik Deutschland. Ich fragte ihn dann: »Entschuldigung, haben Sie auch eine Karte?« Nein. »Dürfte ich vielleicht Ihren Namen erfahren?« Schweigen. Etwas ratlos fragte ich das Delegationsmitglied neben ihm: »Entschuldigung, kennen Sie diesen Herrn?« Schweigen und Kopfschütteln bei seinen Nachbarn am Delegationstisch: Auch sie mochten sich zu seiner Identität nicht äußern. Schließlich rief jemand von hinten: »Ist das nicht der Krabichler?«

Tatsächlich. Dr. Gert Krabichler, so heißt der Mann mit dem weißen Hemd und den rotblonden, mittlerweile etwas ergrauten Haaren. Er ist Lobbyist für Vitamine, und zwar ein sehr erfolgreicher. Die Produkte seiner Firma sind sozusagen Pflicht für Schwangere und ihre Kinder, Vitamin D für Kinder, schon gleich nach der Geburt (Vigantol), *Folsäure zuvor für ihre Mütter* (Femibion). *Er selbst aber will lieber inkognito bleiben. Auch Fotos sind hier übrigens unerwünscht.*

Einmal, bei einer Sitzung in Berlin, verfolgte mich eine wütende Lobbyistin bis auf den Flur, weil ich sie in der deutschen

Delegation fotografiert hatte, zusammen mit den anderen Mitgliedern auf den Plätzen hinter dem Schild mit der Aufschrift GERMANY. Sie arbeiten lieber unerkannt, aber umso wirkungsvoller in dieser Institution, die sozusagen die Weltregierung in Sachen Lebensmittel ist, in der es um die umstrittene Kindermilch geht, die deutsche Behörden eigentlich verbieten wollten. Hier sieht es nicht nach einem Verbot aus. Eher nach endgültiger Legalisierung. Weltweit. Die deutschen Behörden haben dann natürlich gar nichts mehr zu melden. Wie immer, wenn die Weltregierung entschieden hat, mit der Lobby am Tisch.

Der Schutz vor Gesundheitsschäden durch Lebensmittel ist eigentlich das oberste Ziel der Politik. So war das jedenfalls über Jahrhunderte hinweg. Doch das hat sich geändert, ohne dass es die Öffentlichkeit so recht realisiert hat.

Die gewählten Politiker haben die Macht weitergereicht; sie haben die Food-Multis eingeladen in ihre Entscheidungsrunden, gemeinsam mit ihnen die Grundlagen für die globalen Gesetze geschaffen und viele Prinzipien einfach aufgegeben. Zum Beispiel den Schutz der Menschen vor Betrug und Täuschung, über Jahrhunderte wichtigstes Element der Lebensmittelpolitik.

Früher wurden Betrüger verfolgt, mit teils drakonischen Strafen bedroht. Schließlich stellt gepanschte, verfälschte Nahrung eine ernste Gesundheitsgefahr dar. Doch den Schutz vor Betrug und Täuschung haben Politik und Konzerne gemeinsam ausgehebelt – mit dramatischen Auswirkungen für die Gesundheit der Menschen weltweit.

Ausgerechnet die Hersteller der ultraverarbeiteten Nahrung, die als eine der Hauptursachen für viele modernen Zivilisationsleiden gilt – Alzheimer, Diabetes, Herzleiden, Krebs –, ausgerechnet sie sitzen mit am Tisch, wenn es darum geht, was erlaubt sein soll und was verboten auf diesem Planeten. Die

Lobby regiert die Welt, agiert inmitten der offiziellen Institutionen. Der Bock als globaler Gärtner.

Die Konsumenten spielen keine Rolle mehr und die gewählten Volksvertreter erst recht nicht. Wenn es um Lebensmittel geht, hat die Demokratie Pause.

Dabei ist es höchste Zeit zu handeln. Die Krankheitsraten steigen, vor allem bei den neuen, den »nicht übertragbaren« Krankheiten, die nicht durch irgendwelche klassischen Erreger entstehen – Viren und Bakterien –, sondern vor allem durch die ultraverarbeitete Nahrung, bei der gewissermaßen die Konzerne als Krankheitserreger fungieren. Höchste Zeit also, den Begriff der Lebensmittelsicherheit anzupassen an die Bedürfnisse der Menschheit und die realen Bedrohungen im 21. Jahrhundert.

Doch Politik und Aufsichtsbehörden haben sich mit der Lobby des Ungesunden zusammengetan, um die globalen Regeln festzulegen – und sie erwecken nicht den Eindruck, als ob sie aus diesem System aussteigen wollten.

Besonders gravierend ist das, wenn es um die Kinder geht, um ihre Gesundheit und damit um die Zukunft der Gesellschaft.

Zum Beispiel bei der *Milupino* Kindermilch, deren Zutaten wirken wie das Inventar eines gut sortierten Chemiebaukastens:

»Magermilch, Wasser, Oligosaccharide (Galactooligosaccharide (aus Milch), Fructooligosaccharide), Lactose (aus Milch), Rapsöl, Sonnenblumenöl, Kaliumcitrat, Emulgator (Mono- und Diglyceride von Speisefettsäuren), Calciumcitrat, Säureregulator (Citronensäure), Magnesiumorthophosphat, Calciumhydroxid, Vitamin C, Calciumorthophospat, Milcharoma, Eisen-II-Lactat, Kaliumhydroxid, Vitamin E, Vitamin D, Vitamin A, Vitamin B12, Pantothensäure, Kaliumjodid, Vitamin B2, Niacin, Vitamin K, Biotin, Vitamin B6, Vitamin B1, Folsäure.«

Für einen Vitaminlobbyisten ist das natürlich vielversprechend. Für die Kinder hingegen nicht. Kein Mensch, der die Datenlage kennt, kann so etwas als gesund einstufen. Auch die Weltgesundheitsorganisation (WHO) hält solche Produkte (im Fachjargon: Follow-up Formula) nicht nur für »überflüssig«, sondern sogar für »ungeeignet« als Nahrungsmittel für kleine Kinder.

Die zuständigen deutschen Beamten vom Bundesamt für Verbraucherschutz und Lebensmittelsicherheit (BVL), die so etwas gleich ganz verbieten wollten, wären also eigentlich in einer ganz guten Position, wenn es um die globalen Vorschriften geht, in diesem Gremium der Vereinten Nationen, das die Regeln und Standards setzt für die ganze Welt. Schließlich ist Deutschland sogar das Gastgeberland, stellt sogar die Tagungsleitung, eine deutsche Ministerialbeamtin ist Chairperson, wie das heißt bei solchen Veranstaltungen. Sie sitzt, flankiert von ihren Mitarbeiterinnen, vorne auf dem Podium: Pia Noble vom Berliner Bundesministerium für Ernährung und Landwirtschaft – genau jenem Ministerium also, zu dem auch das Bundesamt für Verbraucherschutz und Lebensmittelsicherheit (BVL) gehört, das die »Kindermilch« verbieten wollte.

Doch in ihrer eigenen deutschen Delegation dürfen die BVL-Beamten leider nicht immer mitreisen, auch wenn es nur ins hessische Bad Soden geht. Und selbst wenn sie mal mitdürfen, wie bei einer Sitzung in Berlin, bilden die drei BVL-Vertreterinnen nur eine Minderheit in der Delegation. Die Mehrheit stellt üblicherweise die Lobbyfraktion, zu der neben dem unvermeidlichen Vitamin-Krabichler auch Vertreter der Kindermilchhersteller Nestlé und Milupa gehören, deren Produkte die Beamten vom BVL gern verboten hätten.

Und wenn die Kindermilch hier erst mal durch ist, dann gucken die Beamten von der staatlichen deutschen Lebensmittelaufsicht sowieso in die Röhre. Dann sind solche Chemieprodukte für Kinder final legalisiert, und zwar für die ganze Welt.

Dafür ist dieses Gremium zuständig, mit dem etwas sperrigen Namen CCNFSDU (Codex Committee on Nutrition and Foods for Special Dietary Uses).

Die Institution, zu der das Gremium gehört, heißt: Codex Alimentarius. Die Weltregierung in Sachen Lebensmittel. Im Krieg ums Essen wäre hier eigentlich ein zentrales Schlachtfeld. Traditionell gegen industriell. Gesund gegen ungesund, Konzerne, die ungesunde ultraverarbeitete Nahrung herstellen, gegen traditionelle Bauern, Gärtner und Köche des echten Essens. Doch Kämpfe finden gar nicht statt, denn eine Seite fehlt komplett.

Dass eine ungleiche Schlachtordnung herrscht im Krieg ums Essen, wird nirgendwo sonst so deutlich wie hier, wo es um die Regeln und Vorschriften für die ganze Welt geht. Hier hat das echte Essen überhaupt keine Lobby – das Gesunde, die traditionelle Ernährung wie etwa die mediterrane, die Medizinern im 21. Jahrhundert als »Goldstandard« gilt, wenn es um die Gesundheit geht.

Hier dominieren die Konzerne, und die Regierungen machen mit ihnen gemeinsame Sache. Eine öffentliche Kontrolle findet nicht statt, denn die Medien interessieren sich nicht dafür, auch wenn die Sitzung mitten in Berlin stattfindet, wie jene, bei der es um die Kindermilch geht und also um die Ernährung der Kinder dieser Welt im 21. Jahrhundert.

Die Regeln, die der Codex in Sachen Lebensmittel setzt, sind weit wichtiger als alles, was in Wien oder Washington, Berlin, Bern oder Brüssel in Sachen Lebensmittel erdacht wird. Denn sie gelten in 185 Ländern der Welt.

Den Codex Alimentarius gibt es seit 1962, er ist eine Einrichtung der Welternährungsorganisation (FAO) und der Weltgesundheitsorganisation (WHO) und die wichtigste Instanz in der Welt der globalisierten Nahrungsversorgung. Er setzt Standards für Hygiene, für Zusatzstoffe, für die Kennzeichnung, für Gen-Food und für Biowaren, aber auch für die Qualität von Obstsäften und Margarine, für Suppen und Geflügel, für Cornflakes, Zucker, Schokolade, Käse. Unter anderem. Dafür gibt es 16 Untergruppen, die sogenannten Codex Committee. Offizieller Sitz des Codex Alimentarius ist Rom, die Sitzungen finden in aller Welt statt.

Eigentlich ist der Codex Alimentarius eine Einrichtung der Mitgliedstaaten, und stimmberechtigt sind nur die offiziellen Delegierten der Nationen. Faktisch aber dominieren die Vertreter der global aktiven Konzerne, und häufig wird auch nicht abgestimmt, sondern im Konsens entschieden.

Dabei spielen dann die anwesenden Industrievertreter die maßgebliche Rolle, schon seit Jahrzehnten. Sie haben, gemeinsam mit den Regierungen dieser Welt, der modernen Art von Nahrung den Weg bereitet, die Kritikern heute als eine der großen Katastrophen auf diesem Planeten gilt: der ultraverarbeiteten Nahrung. Und damit natürlich auch der Leitsubstanz dieser Problemnahrung, jener Substanz, die nach den traditionellen Regeln des Lebensmittelrechts geächtet und verboten sein müsste: gefälschter, industriell hergestellter Geschmack. Das sogenannte Aroma aus dem Labor, mit dem der Organismus getäuscht und betrogen wird, in Tausenden Varianten erhältlich.

Aroma kann Nährstoffe vortäuschen, wo keine sind. Und es kann auch üble Geschmacksnoten »maskieren«, die vor dem Verzehr warnen würden. Dieser Betrug ist die Basis für die Milliardengeschäfte der Konzerne. Die Forscher der NOVA-Gruppe haben diese Aromen deshalb als zentrales Element der ultraungesunden Nahrung eigens herausgehoben.

Im Codex Alimentarius aber wurde der folgenschwere Betrug für die ganze Welt legalisiert und mithin ermöglicht, dass

Erdbeergeschmack aus Sägespänen hergestellt und verkauft werden und sogar noch als »natürliches Aroma« bezeichnet werden darf. Dank jener Bestimmung im Anhang 1 zum Codex Alimentarius Band XIV, wo es unter der Überschrift *Allgemeine Anforderungen an natürliche Aromastoffe* heißt: »Natürliche Aromen oder natürliche Aromastoffe« seien Substanzen, die auf »physikalischem, mikrobiologischem oder enzymatischem« Wege aus Materialien »pflanzlichen oder tierischen Ursprungs« gewonnen werden. Der Gewinnung von Erdbeeraroma aus Holz steht damit nichts mehr im Wege. Bäume sind schließlich unzweifelhaft Bestandteile der Natur.

Natürlich hat auch daran die Lobby der Konzerne mitgewirkt. Die Vereinigung der Aromenindustrie (International Organization of the Flavor Industry, kurz IOFI), der Lobbyverband der Geschmacksbetrüger, rühmt sich ausdrücklich, dabei »involviert« gewesen zu sein und sogar die diesbezüglichen Vorschläge unterbreitet zu haben. Die Vertreter der Aromakonzerne saßen dann auch mit am Tisch, als es um die einschlägigen Regelungen ging, etwa bei einer Codex-Sitzung vom 5. bis 11. November 1985 in der niederländischen Hauptstadt Den Haag.

In der Delegation der Bundesrepublik Deutschland beispielsweise waren auch damals die Vertreter der Regierung in der Minderheit, ebenso in der schweizerischen, wo nur zwei Regierungsvertreter aus Bern saßen und sieben Konzernleute, darunter einer von der Aromafirma Firmenich, jeweils zwei vom Aromakonzern Givaudan und vom Pharmariesen Roche. In der US-Delegation war der Aromenkonzern IFF dabei, neben Coca-Cola und anderen Konzernen. Auch hier war die Regierung in der Minderheit.

Sogar im dreiköpfigen Technischen Sekretariat des Codex-Komitees war die Nahrungsindustrie durch den britisch-niederländischen Food-Multi Unilever *(Becel, Rama)* vertreten.

So wirkt die Lobby auch noch bei der redaktionellen Endkontrolle mit, wenn etwa Beschlüsse festgehalten werden müssen.

Eine Prozedur, perfekt orchestriert im Sinne der Konzerne. Wer Geschmack nachmacht oder verfälscht oder nachgemachten oder verfälschten in Verkehr bringt, wird nicht etwa bestraft, sondern darf sogar an den weltweiten Vorschriften mitwirken, die solche Betrügereien legalisieren.

Dabei ist gerade Täuschung ein ganz zentrales Feld der Nahrungssicherheit. Wenn Geschmack vorgetäuscht wird, ist der Kernbereich des Gesundheits- und Verbraucherschutzes berührt. Denn der Organismus wird betrogen, mit weitreichenden Folgen. Schließlich machen die Aromen dick, und Übergewicht gilt schließlich als weltweite Pandemie mit vielfältigen Krankheitsfolgen.

Eigentlich ist die Täuschung der Verbraucher in Europa offiziell immer noch verboten. Zuwiderhandlung kann sogar mit Gefängnis bestraft werden. Die Details aber bestimmen die Gesetze. Und so bleibt das moderne Fälschen von Lebensmitteln im großen industriellen Stil dank passender Gesetze straffrei.

Ganz anders war das in früheren Zeiten, als der Schutz der Konsumenten vor Gefährdung und auch Täuschung höchste Priorität besaß für die Politik.

Im Mittelalter beispielsweise schritt die »Obrigkeit« gegen Täuschungen und Fälschungen mit aller zu Gebote stehenden Macht ein, weil sie als Betrug am Bürger galten, aber auch als Gesundheitsrisiko.

Die Branche war damals noch ganz traditionell strukturiert. Für Bäcker, Metzger, Wirte und Weinhändler wurde eine Fülle von Regeln und Vorschriften erlassen zum Schutz der Bevölkerung vor betrügerischen Praktiken, die es natürlich auch damals schon gab.

So neigten Bäcker dazu, bei der Größe ihrer Backwaren zu

schummeln. Sie nahmen Gips oder Ton, um das Brot schwerer zu machen. Weil helleres Brot als wertvoller galt, färbten sie es mit Kreide, gemahlenen Knochen oder auch giftigen Substanzen wie Blei und Alaun. Seit dem 18. Jahrhundert wurde es auch mit chemischen Mitteln, etwa Chlor, gebleicht.

Es gab auch eine Art von, sozusagen, doppelter Teigführung. Da backten die Bäcker zwei verschiedene Sorten Brot: Die eine entsprach genau den gesetzlichen Gewichtsvorgaben und wurde dem Kontrolleur vorgezeigt, eine andere wurde an die Kunden verkauft. Die war dann etwas leichter. Auch an Feiertagen wurde leichteres Brot gebacken, weil die Brotkontrolleure an diesen Tagen frei hatten. In jenen strengen Zeiten galt es sogar als Betrug, wenn alte Semmeln aufgebacken und als frische verkauft wurden.

Auch Wein zählte damals zu den Grundnahrungsmitteln und wurde streng kontrolliert. Überwacht wurde die ganze Lieferkette, von den Winzern über die Händler bis zu den Wirten. Unangemeldete Besuche von »Weinvisierern«, beispielsweise in Köln, sollten Fälschungsmittel sicherstellen. Es war damals »klar«, sagt die österreichische Historikerin Bettina Pferschy-Maleczek, dass die »Gerichtsbarkeit das Weinpanschen verbot: Man sah es als Verfälschung des Weins an. Als Betrug oder Diebstahl, da man sich dadurch am Geld des Käufers vergriff.«

Die Obrigkeit in den Städten stellte lange Listen verbotener Stoffe auf. In Ulm beispielsweise standen Ende des 15. Jahrhunderts Kalk, Senf und Speck auf der schwarzen Liste. Auch Scharlachkraut, Birnen- oder Apfelmost sowie Bleiweiß, Quecksilber, Springkraut und Vitriol durften Nahrungsmitteln nicht zugesetzt werden. Viele der Hilfsmittel wurden üblicherweise in einem Säckchen in den Wein gehängt und später wieder entfernt.

Schwierig war natürlich die Überwachung der Verbote mangels chemischer Methoden etwa zur Bestimmung des Wassergehalts im Wein. Oft konnten, sagt die Betrugsforscherin Pferschy-Maleczek, die Verfehlungen nicht nachgewiesen und mithin nicht bestraft werden: »So musste man auf die göttliche Gerechtigkeit vertrauen und hoffen, dass die Übeltäter im Jenseits ihre Strafe finden würden«, wie zum Beispiel »nächtliches elendigliches Umgehen«.

Doch manche Verfehlungen wurden nachgewiesen – und gleich im Diesseits geahndet. Betrügerische Bäcker etwa mussten die »Bäckertaufe« über sich ergehen lassen, auch »Brottaufe« oder »Schupfen« genannt. Sie wurden in einen Käfig gesteckt und zur Strafe und zur Belustigung des Publikums in den örtlichen Fluss getaucht. Im elsässischen Straßburg war es die Ill, in Wien die Donau, wobei es im Jahr 1550 sogar zu einem Todesfall kam. Auch am sogenannten Bäckergalgen, an den Brotbetrüger gehängt wurden, kam mancher zu Tode, wenngleich nicht absichtlich.

Auch die Weinpanscherei wurde verfolgt und bestraft: mit Geldstrafen, mit Ausweisung aus der Stadt, Schließung des Kellers, Entzug der Schankerlaubnis – oder sogar martialischeren Methoden wie in Rothenburg ob der Tauber, wo im Jahre 1382 festgesetzt wurde, dass nicht nur der verfälschte Wein verloren sein solle, sondern auch die Hand, die ihn gemacht habe. Im oberschwäbischen Ravensburg wurde im Jahre 1486 ein gewisser Martin Geßmeister sogar wegen Weinverfälschung enthauptet.

Die Strenge hat Gründe: Wein war damals vielerorts ein Grundnahrungsmittel, verständlich angesichts verseuchter und verschmutzter Trinkwasserbrunnen. Die Konsequenz war schon damals: die Forderung nach absoluter Natürlichkeit. So sah etwa in Frankfurt am Main im Jahre 1419 die entsprechende Bestimmung vor, »dass niemand einen Wein anders bereiten sollte, als Gott der Herr ihn hat wachsen lassen« (»das nymand keinen win macher und bereiden sulle anders, dan in got der herre hat lassen wassen«).

Die strengen Sanktionen sind dem Umstand geschuldet, dass es galt, die körperliche Unversehrtheit zu schützen. Das Lebensmittelrecht ist schließlich eine Angelegenheit von existenzieller Bedeutung. Schutz vor Betrug ist zugleich Schutz der Gesundheit. Damals waren die Folgen ganz direkt und augenfällig: Koliken, Krämpfe, Magenverstimmung, bei Frauen waren unter anderem neben Unfruchtbarkeit auch Fehlgeburten die Folge.

Mittlerweile haben die Trickereien ganz andere Folgen. Die weltweite Pandemie des Übergewichts zum Beispiel, die »nicht übertragbaren Krankheiten« wie Alzheimer, Diabetes, Herzleiden, Krebs. Und ein vorzeitiges Lebensende. Bei der Lebenserwartung, jahrhundertelang weltweit gestiegen, droht sich der Trend umzukehren – auch wegen zunehmender Dominanz und der lebensverkürzenden Wirkung der auf Manipulation und Täuschung basierenden ultraverarbeiteten Nahrung, wie Anfang 2019 zwei Analysen gezeigt hatten, gestützt auf französische und US-amerikanische Daten.

Je weiterreichend aber in der Geschichte der Nahrungsproduktion die Folgen der Betrügereien wurden und je perfekter die Methoden, desto geringer wurde die Gefahr, dafür zur Rechenschaft gezogen oder gar bestraft zu werden. So weist etwa die britische Historikerin Bee Wilson in ihrem Buch *Swindled* detailliert nach, dass die Lebensmittelfälschung im Industriezeitalter zunehmend toleriert wurde und die Staaten nur noch in geringem Maße bereit seien, intervenierend einzugreifen.

Wo frühere Regierungen von der Antike bis in die frühe Neuzeit energisch vorgegangen waren, dominiert Bee Wilson zufolge jetzt »der tiefe Widerwillen der Regierungen, sich in die Märkte für Lebensmittel und Getränke einzumischen«. Daher seien nun »diese Märkte unehrlich und gefährlich« geworden.

Je größer und folgenreicher der Schwindel, die Verfälschungen der Lebensmittel und natürlich auch die gesundheitlichen Folgen wurden, umso mehr schwand die Neigung der Politik, hier überhaupt noch einzugreifen: So haben, führt die Historikerin aus, »viele Regierungen in den letzten zweihundert Jahren den Betrügern erlaubt, mit ungeheuren Verbrechen durchzukommen«.

Für Bee Wilson ist der selbst verordnete Rückzug der Politik ein beispielloser Vorgang, die freiwillige Preisgabe von Autorität, ja eine Kapitulation vor den Konzernen. Denn wer betrügt, untergräbt die Autorität der Herrschaft. Von den frühesten Zeiten an, sagt die Historikerin, hätten daher die »Regierungen Betrug als Bedrohung« wahrgenommen, und zwar sowohl für die wirtschaftliche Ordnung, als auch für ihre eigene Autorität. »Fälschung« sei schließlich auch »eine Bedrohung für die zivilisierte Politik«. Wenn aber Lebensmittelbetrug möglich sei, ohne bestraft zu werden, dann sei das »ein Zeichen von Anarchie«.

Anarchie ist die Abwesenheit von Ordnung, oder genauer: Herrschaftslosigkeit. Im 21. Jahrhundert aber herrscht im Nahrungssystem Ordnung, allerdings eine nach dem Willen und den Bedürfnissen der Konzerne. Jetzt ist historisch eine neue Stufe erreicht: die Herrschaft des Ungesunden. Mit der Übertragung der elementarsten Aufgaben der Politik bei der Lebensmittelsicherheit an den Codex Alimentarius ist die Menschheit in eine neue Ära eingetreten. Die Politik hat den Konzernen den Teppich ausgebreitet und sogar Akteure, die früher als Betrüger bestraft worden wären, zur Mitwirkung an der Gestaltung der Regeln und Vorschriften eingeladen, die weltweit gelten.

Im Krieg ums Essen hat die Politik den Konzernen eine globale Vormachtstellung eingeräumt – und damit der traditionellen, evolutionär bewährten Herstellung von Lebensmitteln, also der gesunden Variante, eine Niederlage beschert, mit dramatischen Folgen für die Weltgesundheit.

Die Dominanz der Hersteller des Ungesunden hatte schon eine englische Verbraucherorganisation für die Jahre 1989 bis 1991 nachgewiesen. Damals hatten an den Sitzungen der Fachausschüsse 2578 Delegierte teilgenommen, davon waren lediglich 26 von Umwelt- oder Verbraucherorganisationen entsandt worden. Insgesamt waren 105 Staaten vertreten, aber 108 transnationale Unternehmen. In den Ausschuss »Lebensmittel-Zusatzstoffe und Schadstoffe« entsandte die Industrie damals fast doppelt so viele Delegierte wie alle EU-Regierungen zusammen.

Auch in der Zeit danach hat sich daran nichts geändert. In der 21. Sitzung der Codex-Alimentarius-Kommission vom 3. bis 8. Juli 1995 beispielsweise ging es unter anderem um Gesundheits- und Diätprodukte. Die Liste der Teilnehmer füllt im Protokoll 40 Seiten.

In der Delegation der Bundesrepublik Deutschland saßen neben fünf Regierungsvertretern fünf Abgesandte der interessierten Wirtschaft: Mit dabei, wie so häufig, war ein Abgesandter von Südzucker, Europas größtem Zuckerkonzern, der sozusagen das neue globale Grundnahrungsmittel repräsentierte und in der deutschen Delegation die Herrschaft des Ungesunden verkörpert, gemeinsam mit einem Delegierten von Coca-Cola und anderen Lobbyisten. Auch die Schweizer Delegation war damals paritätisch besetzt: eine Dame von der Regierung und eine von Nestlé, ein Herr von der Regierung und einer vom Pharmakonzern Roche.

Ähnlich ist das bei der Republik Österreich, die häufig vertreten wird durch einen Vertreter des Staates und einen von Red Bull. Danone ist normalerweise Mitglied in der französischen Delegation, Ferrero in der italienischen. Coca-Cola und Nestlé sind oft in mehreren Delegationen präsent.

Bei einer Konferenz des zuständigen Codex-Ausschusses für Zusatzstoffe in Peking im Jahr 2008 waren 262 Delegierte anwesend aus 62 Nationen. Die überwältigende Mehrheit: Industrievertreter. Verbrauchervertreter: drei.

In der Delegation der Schweiz waren damals die zwei Vertreter der Regierung aus Bern hoffnungslos in der Minderheit gegenüber den fünf Konzernvertretern vom Nahrungsmulti Nestlé und dem weltgrößten Aromaproduzenten Givaudan, dem Vitamin-Weltmarktführer DSM und dem Ultra-Giganten Ajinomoto, Hersteller des umstrittenen Süßstoffes Aspartam und des nicht minder umstrittenen Geschmacksverstärkers Glutamat. Und dazu ein freundlicher Herr, der gerne Auskunft gibt über die Gepflogenheiten in diesem Gremium. Für wen er spricht? »Das kommt drauf an, wer mich bezahlt«, sagte er ganz offen. Er sei als Berater tätig. Wer seine Auftraggeber sind? Das mochte er nun lieber nicht sagen.

So ist das, wenn es um die weltweiten Vorschriften für die Nahrung geht.

Es ist für Anhänger herkömmlicher Demokratievorstellungen natürlich ungewohnt, dass beim Wichtigsten auf der Welt, den Lebensmitteln, nicht von gewählten Vertretern der Völker bestimmt wird, sondern von multinationalen Konzernen.

Dabei spielt es auch gar keine Rolle, wen die Menschen in ihren jeweiligen Ländern gewählt haben: Die Weltregierung in Sachen Lebensmittel kennt keine Parteien mehr – ja, sie kennt nicht einmal mehr Unterschiede zwischen politischen Systemen, zwischen Kommunismus und Kapitalismus, zwischen Demokratien und Diktaturen. Sie kennt nur noch die Herrschaft des Ungesunden.

Der Vorsitzende des Zusatzstoffausschusses bei der Codex-Sitzung in Peking beispielsweise war Professor Jun Shi Chen von Chinas Nationalem Zentrum für Risikobewertung bei Lebensmitteln, ein freundlicher, zurückhaltender Mann, einer der einflussreichsten in Sachen Lebensmittelsicherheit auf der staatlichen Seite, national und global. Bei der Weltgesundheitsorganisation (WHO) ist er Mitglied im Ausschuss für Lebensmittelsicherheit (WHO Food Safety Panel). Zugleich ist er auch hoher Funktionär bei der weltweit wichtigsten Lobbytruppe der Food-Industrie, die von Coca-Cola, Nestlé, Monsanto, Danone und anderen Multis getragen wird, dem International Life Sciences Institute (ILSI). Professor Chen ist der China-Direktor bei ILSI.

»Sie teilen sich sogar die Räumlichkeiten«, wunderte sich Anfang 2019 die *New York Times.*

Es herrscht eine erstaunliche Harmonie in der globalen Gemeinschaft der Food-Funktionäre und ihrer Freunde aus der Industrie. Die Welt der Nahrung wird dominiert von den großen Food-Konzernen, und die Regierungen ordnen sich da willig ein (oder unter). Das liegt schon am Gründungsprinzip dieser Weltinstitution, sagt Tom Heilandt, der zuständige Beamte vom Codex Alimentarius bei der Welternährungsorganisation (FAO) in Rom. Das erklärt auch die Präsenz der Konzerne. »Das ist normal, dass die Industrieleute dabei sind. Beim Codex geht es um Gesundheitsfragen, aber natürlich auch um Handelsinteressen.«

Tatsächlich ist es genau so festgelegt in den »Allgemeinen Grundsätzen« (General Principles) des Codex Alimentarius:

»Die Veröffentlichung des Codex Alimentarius soll die Ausarbeitung und Festlegung von Definitionen und Anforderungen an Lebensmittel leiten und fördern, um deren Harmonisierung zu unterstützen und damit den internationalen Handel zu erleichtern.«

Gesundheitsschutz ist, so verstanden, also ein Mittel der Wirtschaftsförderung, übrigens auch in der Europäischen Union, bei der Europäischen Behörde für Lebensmittelsicherheit (EFSA), die ja ebenfalls, wie es die einschlägige EU-Verordnung 178/2002 vorsieht, »zu einem reibungslosen Funktionieren des Binnenmarktes beitragen« und einheitliche Sicherheitsstandards bei der Nahrung setzen soll, damit »der Binnenmarkt nicht durch neue ungerechtfertigte oder unnötige Hindernisse für den freien Verkehr mit Lebensmitteln und Futtermitteln aufgesplittert wird«.

Im Zeitalter der Globalisierung und Industrialisierung der Nahrungsproduktion gibt es ein übergeordnetes Ziel: Die internationalen Handelsströme sollen möglichst ungestört fließen, und die Regeln zum Gesundheitsschutz sollen dabei nicht im Weg stehen. Allzu strenge Vorschriften könnten »Handelsbarrieren« bilden und sind zu vermeiden.

So sieht also die Rechtslage aus im 21. Jahrhundert, wenn es um Existenzielles geht wie Lebensmittel und Ernährung. Wirtschaft geht vor, aber nicht etwa die Gastwirtschaft »Zum Löwen«, der Gänsezüchter aus Frankreich, die Biobäuerin aus Brandenburg oder der Winzer aus dem Piemont, sondern natürlich die Hersteller der ultraverarbeiteten Industrieprodukte.

Aber warum dürfen ausgerechnet diese Konzerne, die Lieferanten des Ungesunden, mit am Tisch sitzen, wenn es um die weltweiten Regeln und Vorschriften geht?

»Wer hat das eigentlich zugelassen?«

Die Politik natürlich, sagt der Codex-Beamte Heilandt. »Wie in jeder internationalen Organisation entscheiden die Regierungen, wer das Land in einer Sitzung vertritt – und wir von der Weltgesundheitsorganisation (WHO) und Welternährungsorganisation (FAO) haben keinen Einfluss darauf, wer zum Beispiel für Deutschland teilnimmt. Die Mitgliedsländer können autonom bestimmen, wen sie in ihre Delegation aufnehmen.«

»Manchmal kommt es sogar vor, dass von der Regierung gar niemand da ist. In der Delegation von Bangladesch gab es so einen Fall …«

Heilandt: »… in dem der Regierungsbeauftragte aus irgendwelchen Gründen nicht teilnehmen konnte. Da trat dann ein Wissenschaftler auf, von einem Institut, das sich fürs Stillen einsetzt. Der war aber von seiner Regierung nicht autorisiert zu sprechen. In diesem Fall sind wir informiert worden und haben gesagt: ›Nein, dieser Herr spricht nicht für Bangladesch.‹«

»In der Schweiz kam das auch schon vor. Da sprach Nestlé für die Nation.«

Heilandt: »Ich glaube, das war eine informelle Arbeitsgruppe, das war nicht ein offizielles Komitee, und da war, ich weiß auch nicht aus welchem Grund, kein Regierungsvertreter dabei. Aber es ist schwer für uns, da etwas zu unternehmen.«

»In Mexiko gab es auch mal so einen Fall, mit 100 Prozent Industrie in der Delegation.«

Heilandt: »Ja. Natürlich sollte ein Land ein Interesse daran haben, dass der Chef der Delegation ein Regierungsvertreter ist. Aber andererseits, wenn Sie die deutsche Bundesregierung sind und bestimmen, dass der Vertreter von Bayer für Deutschland in dieser Arbeitsgruppe spricht, können wir sehr wenig dagegen machen.«

Die Politik hat die Menschheit also in eine gefährliche Situation manövriert. Sie hat ausgerechnet die Hersteller des Ungesunden zu Herrschern über die existenziell elementaren Fragen der Lebensmittelsicherheit auf diesem Planeten befördert.

Möglich war das, weil die Politik an einem veralteten Begriff von Lebensmittelsicherheit festhält, der auf die Verhältnisse früherer Jahrhunderte fixiert ist, und weiter demonstrativ wacker gegen die Bedrohungen längst vergangener Zeiten ankämpft, gegen Schaben und Schimmel in Bäckereien und

Kakerlaken in Dönerbuden, und die Lebensmittelwächter den verbliebenen Lesern der Lokalzeitungen stolz jede Maus als Trophäe präsentieren, zugleich aber die Erkenntnisse der Wissenschaft über die neuen Gefahren durch die ultraverarbeitete Nahrung, die Rolle der industriellen Verarbeitung bei der Verbreitung der großen Menschheitsplagen des 21. Jahrhunderts, der sogenannten Zivilisationskrankheiten von Alzheimer über Herzleiden und Krebs bis Diabetes, beharrlich ignorieren.

Mittlerweile hat auch die medizinische Forschung erkannt, welche Rolle die Lebensmittel spielen, die gesunden, natürlichen, traditionellen und die ungesunden, die ultraverarbeiteten Produkte jener Konzerne, die sich die Politik zum Partner erkoren hat.

Höchste Zeit also, dass sich die Politik von solchen Partnern löst, sich wieder auf ihre Kernaufgabe besinnt, Schaden vom »Volk« zu wenden.

Es geht schließlich auch um Zukunftsfähigkeit und auch um Gerechtigkeit. Es geht auch um die Frage, wie Gewinne und Verluste verteilt werden und wen die Krankheiten treffen, die das billige Essen der Konzerne auslöst, und natürlich darum, wer für die Kosten aufkommt.

Denn die billigen Lebensmittel der Konzerne haben ja einen hohen Preis. Die Krankheitsraten steigen. Bisher stört sich die Politik nicht daran; sie freut sich im Gegenteil sogar über den Boom der sogenannten Gesundheitswirtschaft, die in Deutschland sogar schon die Autoindustrie überflügelt hat. Während für Autos aber nur die bezahlen müssen, die auch eines besitzen wollen, werden bei den Krankheiten alle zur Kasse gebeten.

Alle?

Nicht ganz. Bei dieser Branche sind die Verhältnisse ganz anders geordnet – vor allem, wenn es um Kosten und Gewinne geht.

Bisher ist die Rechnung einfach, aber ungerecht. Die Konzerne kassieren, und die Konsumenten zahlen die Zeche. Genauer: die Mittelschicht. Und die Armen übernehmen die Krankheiten, die Rolle der Patienten. So ist das jedenfalls bei uns.

Gerecht ist das nicht.

Und vor allem: Es geht auch ganz anders.

10. Höchst ungerecht

Arme Kranke: Die Mittelschicht zahlt die teuren Folgen des billigen Essens

Auf der Suche nach dem Geheimrezept für ein langes, gesundes und glückliches Leben war ich nach Sardinien gereist. Denn dort werden die Menschen besonders alt, dort gibt es die meisten fitten Hundertjährigen. Aber: Sie finden sich überraschenderweise gerade nicht an der berühmten Costa Smeralda, in jener mondänen Komfortzone für Milliardäre, mit dem smaragdgrünen Meer, dem Rolls-Royce-Händler gleich am Hafen, in dem die Luxusjachten liegen, und den Villen, die über die Hügel verstreut sind. Vielmehr leben sie in jener Gegend weiter im Süden, wo die Menschen traditionell eher arm sind, in kleinen Dörfern weit oben am Berg. Die Männer hüteten als Hirten die Ziegen, die Frauen das Haus.

Warum das denn, wo es doch sonst immer heißt, die Wohlhabenden leben länger und gesünder? Das fragte ich jenen sympathischen Professor, der die »Blaue Zone« entdeckt hatte, als er die Gemeinderegister durchkämmte und auf der Karte immer dort mit blauem Marker einen Strich setzte, wo die meisten Hundertjährigen leben. Und was er herausfand, widersprach sämtlichen gängigen Theorien über die kranken Armen und der These, dass Wohlstand der Quell der Gesundheit sei. Hier sind die Armen gesünder und leben länger. Genau wie übrigens auch in den anderen »Blauen Zonen« auf dieser Welt, etwa im japanischen Okinawa. Wie kommt das, habe ich den Professor gefragt, der ein ebenso kluger wie lustiger Mensch ist – und auch ein Genießer beim Essen. Es kommt nicht aufs Geld an, sagte er mir, sondern auf die Lebensweise. Die Menschen dort haben sich ihm zufolge einen traditionellen Way of life erhalten, mit viel Familiensinn, vielen Begegnungen, Sozialkontakten, natürlich auch mit viel Spaß – und der traditionellen Kost, hier die mediterrane in ihrer sardischen Variante, in Japan natürlich die dortige Traditionskost. Mittlerweile allerdings deutet sich an, dass auch dort die Zeiten sich ändern, die Lebensverhältnisse und auch das Nahrungsangebot – und dass die Menschen nicht mehr ganz so lange fit und fröhlich bleiben wie ihre Vorfahren.

Das Beispiel zeigt: Auch die Armen können ein gesundes, glückliches und langes Leben führen. Das ist in Sardinien so, auch in Japan und sogar in China, etwa auf der Insel Hainan, wo ebenfalls auffällig viele Hundertjährige leben – während die Reichen in den Städten an den modernen Krankheiten leiden.

Anders in den westlichen Industrieländern: Hier leben die Reichen länger und bleiben gesünder, die Krankheiten bekommen die Armen. Das herrschende Lebensmittelsystem zwingt sie dazu, denn es macht ausgerechnet das Ungesunde besonders billig. Für die Armen ist es also wirtschaftlich vernünftig, das zu kaufen, was sie krank macht. Und so hat das billige Essen natürlich seinen Preis. Es hat ja unübersehbare Folgen – die milliardenteuren Krankheiten, über die sich ganze Industriebranchen freuen –, und die Versicherten müssen dafür aufkommen. Die Verursacher der Krankheitslawine aber, die von der ungesunden Nahrung, vor allem den ultraverarbeiteten Nahrungsmitteln, ausgelöst wird, sind befreit von jeglicher Verantwortung für die Folgen.

Die Weltgesundheitsorganisation (WHO) fordert deshalb, das Ernährungssystem zu »transformieren«. Denn schlechte Ernährung ist »eng verbunden« mit den milliardenteuren nicht übertragbaren Krankheiten, betonen WHO-Spezialisten in ihrem 2019 erschienenen Beitrag für das *British Medical Journal*

(Titel: *Transforming the Food System to Fight Non-communicable Diseases*).

Sinnvoller wäre es demnach, dass der Preis der Lebensmittel auch den realen Kosten entspricht, mithin die Kosten der Krankheiten einschließt, die mit dem Verzehr einhergehen. Denn das herrschende Ernährungssystem funktioniert nur, weil die Folgen ausgelagert und sozusagen sozialisiert werden. Die Gewinne hingegen werden natürlich privatisiert.

Der Krieg ums Essen hat mithin auch einen Gerechtigkeitsaspekt. Und in der gegenwärtigen Gefechtslage sind die Verhältnisse höchst ungerecht.

Auf der Gewinnerseite stehen die Produzenten des Ungesunden. Big Sugar: die Zuckerbarone dieser Welt, auch die reichen Rübenbauern, die Aktionäre der Zuckerkonzerne. Natürlich auch Big Soda: die großen Softdrink-Giganten. Big Food natürlich: die Konzerne mit den ultraungesunden Produkten. Und Big Pharma: die Pillenkonzerne mit ihren märchenhaften Renditen. Aber auch die vielen Besserverdiener in der florierenden Krankheitsindustrie, die Ärzte und Ärztefunktionäre, die privaten Krankenhauskonzerne, die profitorientierten Gesellschaften, die jetzt überall Praxen und Pflegebetriebe übernehmen und ihre sicheren Gewinne dank der »kollektiven« Finanzierung des Systems einstreichen – auch sie gehören zu den Gewinnern.

Auf der Verliererseite stehen, neben den Produzenten des Gesunden – den kleinen Bauern und Gärtnern, die beim Siegeszug des Ungesunden auf der Strecke blieben –, natürlich auch die Kranken, hierzulande vornehmlich aus den unteren sozialen Schichten, die nicht nur ihre Leiden ertragen müssen, sondern auch noch Spott und Herablassung aus Politik, Wissenschaft und Medien, die ausgerechnet den Opfern die Schuld an ihrer misslichen Lage zuschieben.

Und dann gibt es natürlich noch jene, die die Zeche bezahlen müssen. Die teuren Folgen des billigen Essens. Das sind insbesondere die Beitragszahler der Krankenversicherungen – und unter ihnen vor allem jene, die überproportional viel beisteuern müssen, obwohl sie eigentlich gar nicht übermäßig viel verdienen. Kurz: die Mittelschicht.

Und sie ist bis jetzt erstaunlich duldsam, lässt sich jeden Monat, ohne zu murren, Hunderte von Euro abnehmen, zwangsweise, gleich am Monatsersten mit der Gehaltsabrechnung – gewissermaßen als Ausgleichszahlung für die Folgen des billigen Essens.

Als Träger der Krankheiten fungieren also vor allem die Angehörigen der Mittelschicht und die Armen. Das erscheint sogar den offiziellen Institutionen fast wie eine Art Naturgesetz. »Gesundheitschancen und Krankheitsrisiken sind sozial ungleich verteilt«, meldet etwa das Berliner Robert Koch-Institut (RKI): »Für eine Vielzahl chronischer Krankheiten gilt: Je niedriger der sozioökonomische Status, desto höher ist das Erkrankungsrisiko. Zu diesen Krankheiten zählen Herzinfarkt und Schlaganfall, bestimmte Krebsarten wie Lungen- und Magenkrebs, Stoffwechselstörungen wie Diabetes mellitus sowie degenerative Erkrankungen des Muskel- und Skelettsystems.«

Auch die Kinder der Armen sind betroffen. So zeigten Studien »einen engen Zusammenhang zwischen dem familiären Wohlstand bzw. dem elterlichen Berufsstatus und der gesundheitlichen Entwicklung 11- bis 15-jähriger Jugendlicher«. Das gilt für »psychische Auffälligkeiten«, das gilt auch für ADHS und vor allem für »die Verbreitung von Adipositas«.

In Wahrheit ist die Ursache völlig klar: Verantwortlich ist die billige industrielle Nahrung. Wissenschaftliche Studien zeigen die Rolle der minderwertigen industriellen Produkte, vom Babybrei aus dem Gläschen über die Billigpizza vom Discounter bis zu Säften und Softdrinks. Also: die »toxische Umgebung«, die ultraverarbeiteten Produkte, die die Versorgungskette dominieren, bis hin zum neuen globalen Grundnahrungsmittel Zucker: das herrschende Ernährungssystem, ermöglicht und sogar gefördert von der Politik.

Doch die schiebt, gestützt von Wissenschaft und Medien, ausgerechnet den Armen die Schuld selbst in die Schuhe. Als Ursache für ihre missliche gesundheitliche Lage gilt nach der herrschenden Doktrin deren eigenes Verhalten, genauer: ihr »fehlendes Ernährungswissen«, wie das Bundesgesundheitsblatt betont, und dem Robert Koch-Institut zufolge ganz generell ihr »Gesundheitsverhalten«. Ihre »Einstellungen und Handlungskompetenzen« würden zur »Stabilisierung gesundheitsrelevanter Verhaltensmuster« führen.

Etwas plumper und herablassender drücken das die Medien aus, wenn ihnen mal solche »Abgehängte« begegnen. Die *Süddeutsche Zeitung* rümpft dann so ein bisschen die Nase über die »typischen Armutskrankheiten – vergammelte Zähne, Übergewicht, Diabetes, Depression«.

Das ist natürlich eine etwas einfältige und bornierte, ebenso unpolitische wie unhistorische Betrachtungsweise. Schließlich gab es Zeiten, da war das genau andersrum. Auch dort, wo das Heimatblatt der Bayern erscheint. Da trafen solche Leiden gerade die Bessergestellten, ja sogar die Könige, wie ihren legendären König Ludwig II. von Bayern, der geradezu süchtig nach Süßigkeiten und Lakritze gewesen war – und früh schon kaum noch Zähne hatte. Weil er sich weigerte, seine Zahnprothese zu tragen, musste sein Leibkoch und Haushofmeister Johann Rottenhöfer viele Speisen pürieren oder haschieren, damit der König sie überhaupt zu sich nehmen konnte.

Kaputte Zähne und die einschlägigen Krankheiten waren damals ein Privileg der Höhergestellten. Für das gemeine Volk hingegen war Süßzeug unbezahlbar.

Heute ist das natürlich anders. Heute ist der Zucker das globale Grundnahrungsmittel. Und verführerisch billig: So ergab eine Untersuchung der US-Regierung, für die 4439 verschiedene Produkte ausgewertet wurden, schon im Jahr 2012, dass »weniger gesunde« Lebensmittel etwa mit viel »zugesetztem Zucker« in der Regel »einen niedrigen Preis pro Kalorie« hätten.

Nicht nur der Zucker erfreut sich gezielter Förderung, sondern auch die anderen Elemente der billigen Industrienahrung, die zu milliardenteuren Krankheiten führen: so etwa der weltweit legalisierte Geschmacksbetrug mittels industrieller Aromen, mit denen wertvolle (und teure) Nährstoffe (wie etwa Erdbeeren im Joghurt oder Huhn für die Hühnersuppe) durch wertlose (und billige) Chemikalien ersetzt werden können – und so gleichermaßen zu Übergewicht und Mangelernährung führen. Oder die gezielte Förderung der Massenproduktion, etwa für Fleisch, durch Subventionen für größere Ställe, oder ein Subventionssystem, bei dem die größten Betriebe am meisten bekommen. In den USA etwa sollen die Besitzer der größten 15 Prozent der landwirtschaftlichen Betriebe über 85 Prozent aller Agrarsubventionen einstreichen. In Europa ist das ähnlich.

Jetzt aber, im 21. Jahrhundert, zeigen sich die Schattenseiten – die teuren Folgen des billigen Essens. Da geht es ja nicht nur um die Kosten für die Krankheiten. Es geht auch um die Produktionsausfälle. Es geht um die Kosten für diejenigen, die früher in Rente gehen. Und es bleiben immer weniger übrig, die immer mehr Lasten tragen müssen. Und zwar in beliebiger Höhe.

Die Deutschen tragen das klaglos und ohne zu murren. Erstens neigen sie ohnehin nicht zu Protest und Aufruhr. Zweitens sind sie sehr stolz auf ihre Krankheitsindustrie, die sie liebevoll »Gesundheitswesen« nennen. Und drittens haben sie gar keine Zeit zu murren, denn sie müssen ja arbeiten, um sich das alles leisten zu können.

Denn der Löwenanteil an den Krankheitskosten trifft ja vor allem die Arbeitenden. Oder besser: ausschließlich jene unter ihnen, die nicht allzu viel verdienen. Da gibt es auch kein Pardon, keinen Freibetrag, nichts. Jedenfalls nicht am unteren Ende der Lohnskala.

Und wenn es nur 500 Euro sind, die jemand verdient, dann wird kräftig abgezogen. Da werden erst mal 26,43 Euro für die Krankenversicherung fällig, dann für die Rentenversicherung weitere 28,54 Euro, für die Arbeitslosenversicherung 4,60 Euro und für die Pflegeversicherung noch extra 3,90 Euro obendrauf – macht also zusammen für die Sozialversicherung 63,47 Euro. Und der Arbeitgeber muss dann noch mal Extrabeiträge drauflegen, insgesamt 172,05 Euro. Von einer »Gesamtsumme« an Bezügen, in Höhe von 608,58 Euro, die eigentlich dem oder der Werktätigen zustünden, bleiben also 436,53 Euro. Höhe der Abzüge: fast 30 Prozent (genau: 28,27 Prozent).

Da gibt es auch keinen Schonraum. Bei der Steuer gelten ja Freibeträge, fürs Existenzminimum. Bei den sogenannten Sozialbeiträgen, also vor allem für die Finanzierung der Krankheitsindustrie und der anderen Kollateralschäden des herrschenden Ernährungssystems, geht es nicht so sozial zu. Da gibt es keine Gnade.

Das gilt dann auch für jene Angehörigen dieser Branche, die leider eine nicht ganz so einträgliche Position erwischt haben. Denn auch in der sogenannten Gesundheitswirtschaft fahren nicht alle einen Bentley. Auch hier müssen jene den höchsten Anteil ihres Einkommens für die kranke Gesellschaft aufwenden, die am wenigsten verdienen.

Ein Mann namens Daniel Turek beispielsweise. Er hat sich an die Öffentlichkeit gewandt, um auf die Situation an der

Charité, dem berühmten Berliner Krankenhaus, aufmerksam zu machen. Aber Berühmtheit hin, Kostendrückerei her: Sein Bereich wurde an eine Privatfirma ausgelagert, um Geld zu sparen.

1695 Euro verdient er brutto, netto bleiben davon 1200 Euro.

Und wenn jemand ein paar Jahre lang studiert und dann seinen Abschluss gemacht hat, sagen wir als Architekt, und dann seine Gehaltsabrechnung kriegt, dann geht da natürlich auch wieder einiges ab: Arbeitslosenversicherung (45,90 Euro), Krankenversicherung (253,98), Pflegeversicherung (39,02), dazu die Beiträge für das Versorgungswerk der Architekten. Bleiben von brutto 3060 Euro netto 1965,28 Euro. Da ist man also nur ein paar Zigarettenlängen entfernt von dem, was eine vierköpfige Hartz-IV-Familie bekommt: 1928 Euro, natürlich netto, ohne Abzüge – im Durchschnitt.

»Die Sozialabgaben sind die größte Belastung für Familien«, stellte der ehemalige Darmstädter Sozialrichter Jürgen Borchert fest. Und sie nehmen einen immer größeren Anteil ein. So kommt es, dass Eltern mit einem Durchschnittseinkommen von 35 000 Euro schon bei zwei Kindern finanzielle Probleme kriegen und unters Existenzminimum rutschen – vor allem, wenn sie nicht nur essen, sondern auch noch wohnen wollen.

Und das wird in Zukunft wohl nicht besser, denn nicht nur die Mieten steigen. Auch die Krankheitsindustrie floriert, weil die Krankheitsquoten in die Höhe schießen. Noch freut sich die Politik gemeinsam mit der Krankheitslobby – doch schon warnen Ökonomen nicht nur vor den Problemen für die Wirtschaft insgesamt, vor Risiken für Produktivität und Wachstum, sondern auch vor den Folgen für die Arbeitsbereitschaft und Motivation. Denn bei denjenigen, die arbeiten und nicht allzu viel verdienen, steigt mit jedem Euro, den sie mehr verdienen, die Belastung sogar noch überproportional, vor allem durch die steigenden Sozialabgaben: Bei Singles mit einem Jahreseinkommen von 20 000 Euro werden für jeden Euro mehr, den sie verdienen, 48 Prozent abgezogen.

Je breiter aber die Schultern sind, wie es in der Wahlkampfsprache heißt, desto geringer sind die Lasten, die sie tragen müssen. Je mehr jemand verdient, desto geringer ist sein Anteil für die Solidargemeinschaft. Oder einfacher: Je reicher du bist, desto weniger musst du bezahlen.

Beispiel Krankenversicherung. Da zahlt der arme Architekt seine 15,5 Prozent. Wenn sein Chef, der vielleicht 500 000 Euro im Jahr verdient, gleich behandelt werden würde und ebenfalls 15,5 Prozent beisteuern müsste, wären das 77 000 Euro. Nach geltender Rechtslage zahlt er aber nur 9146 Euro in die (gesetzliche) Krankenkasse ein. In der privaten Krankenversicherung wäre er, je nach Tarif, schon mit 6000 Euro dabei.

Die Beiträge müssen bekanntlich nur bis zur sogenannten Beitragsbemessungsgrenze bezahlt werden (in Österreich: die Höchstbeitragsgrundlage). Sie entspricht etwa dem, was ein Assistenzarzt im Krankenhaus verdient. Oder mancher Facharbeiter in der Automobilindustrie.

Wenn also, zum Beispiel, ein Spitzenverdiener im nächsten Jahr noch spitzenmäßiger verdient, muss er, auch wenn es sich um Hunderttausende Euro handelt, dafür weniger Sozialabgaben zahlen als ein Minijobber: Der Beitrag dafür ist »gleich null«, rechnet eine Studie des Instituts der deutschen Wirtschaft (IW) vor und räumt freimütig ein: »Dieses Ergebnis widerspricht zunächst der Idee der Besteuerung nach dem Leistungsfähigkeitsprinzip.«

Ganz ähnlich ist das übrigens auch bei jenen, die ihr Geld ganz ohne Arbeit verdienen, weil sie beispielsweise einen Autokonzern geerbt haben: Sie können sich ganz aus der sogenannten Solidargemeinschaft ausklinken, auch wenn sie 500 Millionen Euro im Jahr an Dividenden kassieren. Weil in der »Sozial«-

Versicherung der Grundsatz gilt: Wer nicht arbeitet, soll auch nicht zahlen. Dafür gibt es ja die Geringverdiener, die im Übrigen eher »postmateriell« eingestellt sind, wie das (bei den Chefs) wohlwollend heißt.

Doch schon stellen sich manche auf der Arbeitsebene die Frage, ob sich die ganze Plackerei unter diesen Umständen überhaupt noch lohnt. Oder, wie das eine Studie des Instituts der deutschen Wirtschaft aus dem Jahr 2019 formuliert, »ob und in welchem zeitlichen Umfang die eigene Arbeitskraft auf dem Arbeitsmarkt angeboten wird«.

Vielen scheint jetzt die Lust zu vergehen, überhaupt den Buckel krumm zu machen für das bisschen Kohle, jedenfalls bei der Generation der sogenannten Millennials, der zwischen 1981 und 1995 Geborenen. Bei ihnen setzt sich offenbar die Einsicht durch, dass es für das wenige, was sie verdienen, eigentlich nicht lohnt, morgens aufzustehen. Das jedenfalls war das Ergebnis der Studie *Working Better Together* der dänischen Firma Peakon, einem Start-up für Mitarbeiterbefragungen aus dem Jahr 2019, die auf Daten aus 125 Ländern basiert: Nur einer von fünf Befragten fand seine Vergütung »angemessen«. Die anderen also eher nicht.

Und besser scheint es in Zukunft nicht zu werden. Schon jetzt steht Deutschland an der Spitze im Ranking der sogenannten Sozialabgaben, die zu großen Teilen in Wahrheit nur die Folgelasten einer verkehrten Lebensmittelpolitik sind. Nach Berechnungen der Industrieländer-Organisation OECD bleiben in Deutschland vom eigentlichen Gesamtverdienst (also dem Bruttolohn plus Arbeitgeberanteil an der Sozialversicherung) bei Alleinstehenden nach Steuern und Sozialabgaben nur noch rund die Hälfte übrig. Unter 36 Industrieländern nimmt Deutschland bei Steuern und Abgaben von durchschnittlich 49,5 Prozent gemeinsam mit Belgien die Topposition ein.

Und die Belastungen steigen weiter. 1980 lagen in den 19 OECD-Ländern die jährlichen Sozialausgaben noch bei durchschnittlich 16,6 Prozent des Bruttoinlandsproduktes (BIP), im Jahr 2000 waren es schon 20,0 Prozent und im Jahr 2016 sogar 24,0 Prozent. Und in Deutschland geht es gemäß den Berechnungen des privaten Wirtschaftsforschungsinstituts Prognos im Auftrag der Bundesvereinigung der Deutschen Arbeitgeberverbände noch steiler aufwärts: von einst 15 Prozent auf 40 Prozent im Jahr 2019 – und weiter auf 55 Prozent im Jahre 2040.

Schon erwägen ausgerechnet Migranten, auf denen ja die Zukunftshoffnungen der schrumpfenden biodeutschen Gesellschaft ruhen, angesichts der für sie überraschend üppigen Abzüge auf deutschen Gehaltszetteln wieder ins Herkunftsland zurückzukehren; in der Türkei, zum Beispiel, liegt die Sozialquote nur bei wenig mehr als 10 Prozent.

Es muss also etwas passieren. Gerechter wäre es zum Beispiel, wenn die Freibeträge in der Sozialversicherung am unteren Ende der Einkommensskala lägen statt am oberen, wenn die Reicheren einen angemessenen Anteil übernehmen würden. Oder wenn diejenigen, die keine Kosten verursachen, Geld zurückbekommen, wenn es also Rückerstattungen gäbe für Menschen, die gar nicht zum Arzt gehen, wie bei den privaten Krankenversicherungen – als Anreiz, gesund zu bleiben. Es ist ja nicht der Arztbesuch, der das Leben verlängert; schließlich leben ja die Menschen ausgerechnet in jenen Regionen der Welt am längsten, bei denen es besonders weit ist zum nächsten Arzt oder ins Krankenhaus – wie beispielsweise in jenen armen Bergregionen Sardiniens, wo auffallend viele Hundertjährige leben.

Am wichtigsten ist wohl, dass bei ihnen das Gesunde erschwinglich und leicht erhältlich ist und mithin keine »toxische Umgebung« die Krankheitsraten in die Höhe treibt.

Und vor allem da muss sich etwas ändern. Es kommt also darauf an, den Krankheitsdruck zu senken, der aus dem ungesunden Ernährungssystem erwächst. Am wichtigsten also wäre es, hier das Verursacherprinzip einzuführen. Das bedeutet, die Krankheitskosten, die ungesunde Nahrung verursacht, nicht Unschuldigen aufzubürden, sondern den Verursachern. Damit die Preise der ungesunden Nahrung auch ihren wahren Kosten entsprechen, müssten also zum Beispiel die Kosten für die Folgen des Zuckers einfach auf den Zucker und mithin auch die zuckerhaltigen Produkte umgelegt werden.

Solche Vorschläge lösen aber in den Medien regelmäßig einen Aufschrei der Empörung aus – weil solche »Sündensteuern« womöglich den Zugang der Armen zum Ungesunden einschränken könnten. »Das ist nicht gerecht«, meinte etwa in der *Frankfurter Rundschau* eine Expertin namens Jutta Mata, Professorin für Gesundheitspsychologie an der Universität Mannheim: »Eine Steuer trifft diejenigen Menschen überproportional stark, die wenig Geld haben.« Und die *Süddeutsche Zeitung* zitierte die Präventionsforscherin Julika Loss von der Universität Regensburg fast wortgleich: »Eine Steuererhöhung schränkt die Wahl für einkommensschwache Menschen stärker ein als für Menschen mit hohem Einkommen. Das ist nicht gerecht.«

Das ist natürlich ziemlich absurd, wenn die Expertinnen sozusagen das Recht der Armen auf ihre angestammten Krankheiten einfordern und den günstigen Erwerb der Produkte, mit denen diese Krankheiten hergestellt werden. Softdrinks vor allem.

Allerdings muss in der Tat mit der Verteuerung des Ungesunden durch die »Internalisierung«, also die Aufnahme der Kosten für Folgekrankheiten in die Preise fürs Ungesunde, auch die Verbilligung des Gesunden einhergehen.

So wären die Armen nicht mehr genötigt, aus wirtschaftlicher Vernunft das Ungesündeste zu kaufen, und die Mittelschicht wäre nicht gezwungen, für die teuren Folgen eines verkehrten Lebensmittelsystems zu bezahlen.

Carlos A. Monteiro, der Pionier bei der Erforschung der Kosten, Risiken und Nebenwirkungen von ultraverarbeiteten Nahrungsmitteln, schlägt deshalb ein ganzes Bündel von Maßnahmen vor, um eine gesündere und nachhaltigere Versorgung mit Lebensmitteln zu erreichen. Da geht es nicht nur um den Zucker, sondern um die ganze moderne Nahrungskette, an deren Spitze er steht. Zunächst sollte also, ganz generell, die Förderung des Ungesunden gestoppt werden:

»Alle Subventionen und sonstigen Anreize für den Anbau von Pflanzen, die ausschließlich oder überwiegend als Zutaten für ultraverarbeitete Lebensmittel oder als Futtermittel für Tiere, die hauptsächlich für ultraverarbeitete Lebensmittel bestimmt sind, verwendet werden, sollten gestrichen werden, und die Zerstörung von Wäldern und anderen ökologisch wertvollen Flächen, um solche Pflanzen anzubauen oder Tiere zu halten, sollte verboten werden.«

Sodann sollten die gesamtgesellschaftlichen Folgekosten der ungesunden ultraverarbeiteten Nahrung ermittelt werden:

»Die Maßnahmen sollten regelmäßig aktualisierte Schätzungen der finanziellen und sonstigen Kosten der persönlichen, sozialen, kulturellen und ökologischen Auswirkungen von ultraverarbeiteten Lebensmitteln sowie der entsprechenden Kosten umfassen«, fordert Monteiro.

Diese Kosten sollten dann sinnvollerweise auf die ungesunden Produkte übertragen werden: »Die Besteuerung sollte in zwei Stufen erfolgen. Die erste Steuer sollte auf Zutaten erhoben werden, die ausschließlich von Herstellern ultraveredelter Lebensmittel verwendet werden, insbesondere kosmetische Zusatzstoffe. Die zweite Steuer sollte auf das Produkt erhoben werden, das an Verbraucher verkauft wird. Die Besteuerungsniveaus sollten so berechnet werden, dass Einnahmen erzielt werden, die einem erheblichen Prozentsatz der derzeit von den Kapitalgesellschaften erzielten Gewinne entsprechen.

Und die Einnahmen sollten schließlich zur Verbesserung von Nahrung und Ernährung verwendet werden.

»Mit den erzielten Steuereinnahmen sollten Programme zur Unterstützung der Produktion und des Konsums gesunder Lebensmittel, zur Verbesserung der öffentlichen Gesundheit und zur Überwachung der Fortschritte finanziert werden. Ein Großteil der Einnahmen sollte verwendet werden, um lokale Genossenschafts- und Familienbauern und Kleinhändler zu unterstützen, unverarbeitete und minimal verarbeitete Lebensmittel verfügbarer und erschwinglicher zu machen, gesunde Mahlzeiten in Schulen, Krankenhäusern und Gefängnissen sicherzustellen und die Einzelhandelspreise für unverarbeitete und minimal verarbeitete Lebensmittel zu subventionieren oder anderweitig zu senken oder zu stabilisieren, damit sie für gefährdete Gemeinschaften und Familien erschwinglich sind.«

Auch die Weltgesundheitsorganisation (WHO) setzt sich für solche Maßnahmen ein. Im *British Medical Journal* fordern WHO-Experten um Francesco Branca 2019 die »radikale Transformation« des herrschenden Nahrungssystems. Das Ziel ist klar: eine »gesunde Nahrungsumgebung«, damit entsprechende Lebensmittel allgemein verfügbar und billiger werden.

Die »Ernährungs-, Landwirtschafts- und Handelspolitik«, die einst entwickelt wurden, »um die Quantität und nicht die Qualität der Lebensmittel zu gewährleisten«, müsse die »Anreize umstellen« und eher die Qualität in den Vordergrund rücken.

Dazu gehören nach Ansicht der WHO-Autoren Maßnahmen bei Steuern und Subventionen, zudem Werbeverbote, vor allem bei Kindern. So sollte endlich gegen »unangemessene« Vermarktung von Problemprodukten für Säuglinge und kleine

Kinder eingeschritten werden; darüber hinaus sollten Verbote bei ungesunden Inhaltsstoffen ausgesprochen und bessere Standards für Schulnahrung eingeführt werden.

Das alles im globalen Maßstab, und zwar möglichst schnell, denn die globalen Schäden durch das herrschende Nahrungssystem nehmen noch zu, nicht nur in Sachen Gesundheit, auch für die Wirtschaft, für die Umwelt, das Klima, und zwar um 50 bis 90 Prozent bis zum Jahr 2050 – »wenn die Systeme nicht transformiert werden«.

Der Handlungsdruck steigt, denn die Folgen der verkehrten Lebensmittelpolitik zeigen sich nicht nur hierzulande, sondern weltweit auch in den aufstrebenden Ländern – dort, wo steigende Krankheitsraten die Politiker nicht freuen, sondern bekümmern, weil die Folgekosten die sozialen Systeme überstrapazieren.

Dort sind es interessanterweise die Wohlhabenden, die zuerst betroffen sind von den Nebenwirkungen der neuen Nahrung, jenen Leiden, die einfältige Westmedien als die »typischen Armutskrankheiten« bezeichnen. Dort sind es die typischen Reichenleiden.

Diabetes, zum Beispiel, trifft in China heute vor allem die Karrieremenschen.

Schon gibt es dort Spezialkrankenhäuser wie das Beijing Chaoyang Diabetes Hospital im Pekinger Osten, eine Autostunde vom Stadtzentrum entfernt.

»Diabetes ist bei uns ein neues Problem«, sagt dort die Oberärztin Wang Ying. »Und es wird ein immer größeres.« Früher hat es ihr zufolge kaum Zuckerkranke gegeben, heute ist China zusammen mit Indien bei den Zuwachsraten führend.

Bis zu 20 000 Patienten haben sie dort im Hospital pro Jahr.

Und zwar hauptsächlich Betuchtere, also Bessergestellte wie den Bankdirektor, den Erfolgsmenschen mit dem Audi A6 im

Nebenbett oder den Chef einer Baufirma in Zimmer 1. »Diabetes ist bei uns eine Krankheit der Chefs«, sagt Oberärztin Wang. »Die einfachen Bauern kriegen sie eher selten. Die meisten Patienten bei uns sind Erfolgsmenschen. Das ist eine sehr moderne Krankheit.«

Tatsächlich trifft die Krankheit im Reich der Mitte »hauptsächlich wohlhabende Personen«, diagnostizierte 2016 eine Studie über die Diabetes-Epidemie in China, für die die Ärztin Xiuhua Shen vom Xin Hua Hospital in Schanghai zusammen mit anderen Kollegen aus der Volksrepublik sowie von der amerikanischen Universität Harvard die Daten zusammengetragen und ausgewertet hatte.

Krankheitsfördernd in China ist der Studie zufolge die »soziale und wirtschaftliche Entwicklung«, und ein wichtiger »Risikofaktor« dabei ist eine »neue Wohlstandsdiät«, also das, was in Europa und Amerika die Armenspeisen sind.

Und je mehr sich solche westlichen Elemente ausgebreitet haben, desto mehr Erfolg hatte auch die Krankheit der Karrieristen: In 30 Jahren stieg die Quote um das 17-Fache.

Mittlerweile dämmert es auch Wissenschaftlern, dass sie mit dem vermeintlichen Naturgesetz von den kranken Armen wohl auf dem Holzweg waren.

Die einschlägigen Statistiken stammten vorwiegend aus »reicheren Ländern«, konstatierte eine Gruppe von Forschern um Isolde Sommer vom Department für Evidenzbasierte Medizin und Klinische Epidemiologie der Donau-Universität im österreichischen Krems 2015 in der Zeitschrift *BMC Public Health*. Sie hatten dafür die Ergebnisse von 3500 Studien ausgewertet.

In den Ländern mit niedrigem Einkommen, wo die Armen bisher bei den modernen Krankheiten weit abgeschlagen zurückliegen, holen sie dramatisch auf. Bei manchen Krankheiten haben sich die Verhältnisse sogar umgekehrt: Da liegen die armen Länder schon an der Spitze.

Bei den Schlaganfällen zum Beispiel hatten die armen Länder ihren Rückstand aufgeholt, sogar »mehr als verdoppelt«, von 52 auf 117 Schlaganfälle pro 100 000 Personenjahre, während die reicheren Länder ihre Führungsposition sogar abgeben mussten; sie liegen jetzt abgeschlagen hinter den armen Ländern. Bei ihnen sank die Rate sogar um 42 Prozent auf nur noch 94 pro 100 000 Personenjahre, von ehedem stolzen 163 Schlaganfällen.

Und die moderne Ernährung spielt da eine zentrale Rolle. Die Parallelwelt der industriellen Nahrungsversorgung ist zur globalen Normalität geworden.

Der Krieg der Ernährungssysteme ist zum Weltkrieg geworden. Auf den Karten der Eroberer gibt es kaum noch weiße Flecken. Die Konzerne schicken ihre Truppen sogar in die Armutsregionen Brasiliens oder Afrikas.

Die Krankheitsraten steigen überall, selbst in paradiesischen Gegenden wie der Südsee. Manche fürchten schon, bevor der Klimawandel bedrohte Inseln überschwemmt, seien die Bewohner längst ausgestorben, der modernen industriellen Problemnahrung zum Opfer gefallen.

11. Globale Verfettung

Coca-Kolonisierung: Das herrschende System als Gefahr für den Planeten

Ich besuchte ihn in seiner Hütte, ganz in der Nähe des internationalen Flughafens der Fidschi-Inseln, wo er früher gearbeitet hatte, bevor die Krankheit kam: Diabetes, die Zuckerkrankheit. Früher war sie in der Südsee völlig unbekannt, und jetzt gibt es dort die höchsten Erkrankungsraten weltweit. Das war der Grund für mich, dort hinzureisen: die Globalisierung der Nahrung – und der Krankheiten. John Waqa war früher Rugbyspieler gewesen, an der Wand hingen noch Zeitungsausschnitte; jetzt war er ein kleines Häuflein Mensch. In seiner Hütte, auf einem Regal, klischeehaft, aber wahr: eine Coca-Cola-*Flasche. Ganz in der Nähe: eine McDonald's-Filiale. Im Supermarkt sah es aus wie bei uns:* Nutella, Coca-Cola, Pringles Chips. *Und überall gab es Maggis Instantnudeln aus dem Plastikpack, die Südseevariante der* 5 Minuten Terrine, *hintendrauf stehen die Produktionsstätten im pazifischen Paradies: Nestlé Tahiti, Nestlé Papua-Neuguinea – und Nestlé Fidschi.*

Als ich dann später diese Fabrik sah, bei der Fahrt durch den Dschungel, war mir schlagartig klar, was die Globalisierung der Nahrung bedeutet. Alles grün, die Vegetation wuchert, hindurch führt eine schmale Straße, und plötzlich ragt da ein brauner Klotz empor: die Nestlé-Fabrik. Mitten in einem Urwald auf den Fidschi-Inseln. Ein Professor für Lebensmittelwissenschaften von der nahen Universität des Südpazifiks erzählte mir später, er habe dem Direktor der Fabrik einmal vorgeschlagen, die Produkte der örtlichen Bauern zu verarbeiten, dann hätten diese einen

Absatzmarkt, und die Kunden bekämen Vertrautes aus der Region zu essen. Eigentlich eine gute Idee, doch leider hatte der freundliche Nestlé-Fabrikdirektor sie nicht aufgegriffen. Im globalisierten Nestlé-Geschäft werden die Produkte in der 16000 Kilometer entfernten Schweiz entwickelt, im Nestlé-Hauptquartier am Genfer See, und die Zutaten werden irgendwo auf der Welt gekauft, wo sie gerade billig sind. Globalisierung bedeutet ja, dass das Essen gerade nicht von nebenan kommt, sondern von irgendwo. Genau wie die Krankheiten.

Jetzt wachsen die Opferzahlen, die Hospitäler füllen sich, Krankheiten breiten sich aus, im Schlepptau der neuen Nahrungsmittel, und bringen ganze Weltregionen in massive gesundheitliche und auch wirtschaftliche Nöte.

Die Globalisierung der Nahrung ist angekommen in den letzten Paradiesen dieser Welt. Der »Krieg zwischen zwei Ernährungssystemen«, von dem der brasilianische Professor Carlos A. Monteiro sprach, hat mittlerweile die ganze Welt erfasst. Spätestens seitdem die Konzerne in den Industrieländern immer mehr unter Beschuss geraten sind, haben sie ihr Operationsgebiet in die ärmeren Länder verlagert. Schon ist Übergewicht ein größeres Problem als der Hunger auf der Welt.

So muss die Frage der Welternährung neu gestellt werden. Wenn die Menschen krankernährt werden, ist das ja auch keine Lösung. Es geht um eine existenzerhaltende Form von Ernährung und um die Gesundheit der Menschen.

Bisher stand die Frage im Vordergrund, wie die bald neun Milliarden Menschen auf diesem Planeten satt werden. Und da fühlten sich vor allem die großen Konzerne angesprochen. Die Agro-Konzerne behaupteten, nur mit Gentechnik könne die Welt in Zukunft ernährt werden. Die Food-Konzerne wie Nestlé behaupten gern, nur mit ihren Methoden können die Menschen in den Millionenmetropolen der Zukunft versorgt werden. Und die Pharmakonzerne betonten, nur mit ihren industriell produzierten Vitaminen können die Menschen die nötigen Nährstoffe bekommen. Die Medien echoten in Interviews und Artikeln die Interessenstandpunkte der jeweiligen Konzernkapitäne hinaus in die Welt.

Jetzt wird immer klarer: Genau mit diesen Methoden werden die Menschen krank gemacht. Die Sozialsysteme in den ärmeren Ländern dieser Welt drohen zu kollabieren. Den Menschen werden die Nahrungsgrundlagen genommen, ihnen wird auch noch ihr Land geraubt, um darauf die Rohstoffe anzubauen, nach denen die Konzerne verlangen, vor allem für das neue globale Grundnahrungsmittel, den Zucker, aber auch für Soja, den Treibstoff der Massentierhaltung.

Und so schafft dieses System auch neue Migrationsgründe, Fluchtmotive für Millionen von Menschen. Es ist nicht nur der Klimawandel, der bisher im Zentrum der öffentlichen Debatte steht, der die Lebensgrundlagen der Menschen auf unserem Planeten zerstört. Es sind auch nicht nur die Geflügelexporte aus den Massenställen der Industrieländer, die in Afrika ganze Branchen in den Ruin stürzen; es sind nicht nur die Fabrikschiffe der Europäischen Union und anderer Staaten, die vor Afrika die Meere leer fischen und die Menschen in die Piraterie oder die Flucht treiben.

Es geht um viel mehr. Wir rauben nicht nur den Kleinbauern ihr Land, um darauf die Rohstoffe für die ungesunde globale Versorgungskette anzubauen, und plündern ihre Fanggründe im Meer.

Wir zerstören auch ihre traditionellen Ernährungssysteme, indem wir ihnen die billige Industrienahrung liefern – und die dazugehörigen Krankheiten.

Wir? In Wahrheit sind es natürlich nicht wir, sondern die global operierenden Konzerne, die mit Unterstützung der Politik gewissermaßen ein neues Kolonialsystem errichtet haben, das dazu führt, dass weltweit immer mehr Menschen krank werden – und zwar nicht durch eingeschleppte Krankheiten, wie zur Zeit des Kolonialismus, sondern durch importierte Nahrungsmittel, durch eingeschlepptes Fast Food, die ultraungesunde Fabrikkost der Konzerne, die Snacks wie *Pringles Chips,* durch Softdrinks wie *Coca-Cola,* die Fertigprodukte von Nestlé und anderen, kurz: die ultraverarbeitete Nahrung.

Die Hersteller dieser Problemprodukte erobern in den ärmeren Ländern immer mehr Terrain, auch dank ihrer Truppen aus Söldnerinnen wie zum Beispiel Joana D'arc de Vasconcelos Neves, aus der »Direktvertriebsarmee von Nestlé«, über die sogar die *New York Times* berichtet hatte.

Die Mittfünfzigerin ist eine begeisterte Botschafterin für den Food-Multi aus der Schweiz. Sie durchquert die Favela, in der sie mit ihrer Familie wohnt, ein Elendsviertel in der Millionenstadt Fortaleza, 2200 Kilometer nördlich von Rio de Janeiro am Atlantik. Stolz zeigte sie den Reportern in ihrer Wohnung die Zertifikate der Ernährungskurse von Nestlé, die Plüschtiere von Nestlé und das Foto ihrer Kinder im Alter von zwei Jahren, die sie mit den Produkten der Firma fütterte: »Als er ein Baby war, aß mein Sohn nicht gerne – bis ich anfing, ihm Nestlé-Lebensmittel zu geben.«

Ihre mittlerweile 17-jährige Tochter wiegt mehr als 114 Kilo, hat das polyzystische Ovarialsyndrom, eine hormonelle Störung, und Bluthochdruck – genau wie ihr Mann. Frau de Vasconcelos selbst hat ebenfalls Bluthochdruck und Diabetes, wie auch ihre Mutter und zwei Schwestern. Ihr Vater starb vor drei Jahren, nachdem er seine Füße durch Wundbrand, eine Komplikation von Diabetes, verloren hatte. Die Zuckerkrankheit ist in ihrer Umgebung allgegenwärtig: »Es wäre schwer, hier eine Familie zu finden, die sie nicht hat.«

Das zehn Jahre zuvor in Brasilien gestartete Von-Tür-zu-Tür-Programm bedient 700 000 »einkommensschwache Verbraucher jeden Monat«. Zeitweilig hatte Nestlé ein Schiff mitfinanziert, das sogar in entlegene Amazonasgemeinden Milchpulver, Joghurt, Schokoladenpudding, Kekse und Süßigkeiten liefert. Seit das Schiff nicht mehr fährt, sind private Bootsbesitzer in das Geschäft eingestiegen, um die Versorgung zu übernehmen.

Nutrition Transition, der Übergang von der traditionellen zur industriellen Ernährungsweise, ist kein Selbstläufer. Da braucht es aktive Unterstützung, Marketing, in allen Weltgegenden, auch in Afrika – in Nigeria zum Beispiel, wo Nestlé ebenfalls Frauen engagiert hat, beispielsweise die Bloggerin Sisi Yemmie *(sisiyemmie.com)*. Sie ist Online-Botschafterin für Maggi Suppenwürfel *(Maggi Chicken)* und berichtet begeistert von den Marketingaktionen des Konzerns: »Ich bin froh, dass ich ein Teil der Kampagne bin.« Sie erzählt vom »*Maggi Chicken* Launch«-Pressebriefing, das im Nestlé Office in Ilupeju stattfand, einem Stadtteil der Hauptstadt Lagos, den sie zuvor nicht kannte, weshalb sie dort ganz »zerzaust« ankam. Sie wurde »mit der Marke bekannt gemacht«, gab ein paar Interviews, bekam ein paar Produktproben und ging glücklich »mit dem Maggi Goody Bag nach Hause, ebenso wie alle anderen«.

Sie ist schon mit Maggi aufgewachsen und glaubt, »dass Maggi gleichbedeutend mit nigerianischer Küche ist«. Was natürlich eine besondere Leistung eines Globalkonzerns ist, wenn seine Suppenwürfel mitten in Afrika genauso als Heimatelement wahrgenommen werden wie die Maggi-Flasche auf dem Tisch in einer Dorfkneipe irgendwo in der norddeutschen Tiefebene. Jahrzehntelanges Reklamegetrommel hat sich tief eingefressen in die Konsumentengehirne überall auf der Welt.

Auf ihrem Blog zeigt Sisi Fotos vom *Maggi Chicken* Festival, bei dem zwei andere wohlgenährte Afrikanerinnen vor einem Festzelt tanzen, in knallgelben Kleidern mit vielen kleinen Maggi-Logos, begleitet von einer dreiköpfigen Männercombo, ebenfalls im gelben Maggi-Dress, hinter ihnen gelbe Transparente mit den Maggi-Brühwürfeln Typ Huhn, und darauf in großen Lettern: *MAGGI CHICKEN* WELCOMES YOU!

Ein anderes Foto zeigt drinnen einen schmalen, hellhäutigen Mann mit weißem Hemd, der zusammen mit zwei schwarzen Frauen an einem Computer sitzt, vor einem Werbeplakat mit dem Slogan »Mit Maggi ist jede Frau ein Star« (With Maggi every woman is a star), mit dem Maggi Nigeria natürlich auch auf Facebook wirbt.

Es wirkt ein bisschen wie Kolonialismus, und es ist auch eine neue Form von Kolonialismus, die diese Konzerne betreiben, allen voran natürlich Coca-Cola, dessen Werbetafeln weltweit zu sehen sind, in Kriegsgebieten, an Bushaltestellen und kleinen Läden im hintersten Dorf auf der Südseeinsel Tonga. Coca-Cola gibt es in mehr Ländern, als die UNO Mitglieder hat.

Die »Coca-Kolonisierung« der Welt, so hat diesen Prozess der berühmte australische Professor Paul Zimmett genannt, der ein herausragender Vertreter seines Fachs ist, Erforscher der Diabetes-Epidemie in den paradiesischen Inselreichen des Südpazifiks und Autor zahlreicher Studien im Auftrag der Weltgesundheitsorganisation.

»Coca-Kolonisierung« der Welt: Die Formulierung stammt aus dem Roman *Die Herren Call-Girls* von dem Schriftsteller Arthur Koestler, und sie meint natürlich die gesamte Industrialisierung der Nahrungsproduktion nach US-amerikanischem Vorbild.

Es ist tatsächlich eine neue Art von Kolonialismus, eine Unterwerfung unter das dominierende Ernährungssystem auf diesem Planeten: das Ernährungssystem, das krank macht.

Zum Beispiel in der Südsee, dem kleinen Königreich Tonga, das noch nie in seiner Geschichte kolonisiert war. Bis jetzt. Beim elementarsten: der Nahrung. Natürlich gibt es noch die

Kokosnüsse, die ein Ehepaar an seinem kleinen Stand verkauft, direkt an der Uferpromenade in Tongas Hauptstadt Nuku'alofa. Sie bearbeitet mit einem scharfen Hackmesser die Kokosnüsse, ihr Gatte verkauft sie. Das Geschäft verlagert sich aber immer weiter zu den Packungen mit den Instantnudeln, die sie ebenfalls anbieten. Billiger als die Kokosnüsse, von denen die kleineren einen Tonga-Dollar kosten die kleinen Nüsse (0,40 Euro), 1,50 die großen. Nur 80 Cent aber kostet die Packung Instant-Nudeln; sie kommen aus Indonesien, Marke Happy Mie.

In den Läden der Stadt gibt es sie auch von Maggi, von der japanischen Marke Nissin und seit einiger Zeit auch die von der Marke Aufgehende Sonne aus chinesischer Herstellung.

So ist das heute im pazifischen Paradies wie in jeder anderen Weltgegend. Coca-Cola-Werbung an jeder Ecke. McDonald's allgegenwärtig. Und die Supermärkte sind auf dem Vormarsch, verdrängen die lokalen Versorgungsstrukturen.

Die Transformation schreitet schnell voran: In weniger als 20 Jahren sind in Lateinamerika und Südostasien die Umsätze der Supermärkte von fünf auf 50 Prozent aller Einzelhandelsumsätze gestiegen. Das stärkste Wachstum im Lebensmitteleinzelhandel gibt es derzeit in Ländern wie Indien, Indonesien und Nigeria.

Je weiter sich aber die Supermärkte ausbreiten, desto problematischer wird es für die örtlichen Bauern – und damit für die Versorgung mit Gesundem. Denn die großen Handelsketten brauchen ja große Mengen, und die können kleine Landwirte nicht liefern. Die werden zwar anfangs noch einbezogen, doch nach und nach werden sie durch Lieferungen größerer Farmen ersetzt, auch aus dem Ausland, und schließlich treten an die Stelle echter Lebensmittel die ultraverarbeiteten Produkte der Konzerne – *Nutella, Pringles Chips,* Fast Food wie jene Instantnudeln, Softdrinks wie *Coca-Cola* und *Red Bull.*

Und nach und nach zeigt sich das an der Figur der Kunden – und an ihrer Gesundheit.

So sind offenbar kenianische Supermarktkunden dicker und neigen eher zu Diabetes als ihre Landsleute, die sich traditionell versorgen, wie Agrarökonomen der Universität Göttingen um Martin Quaim und Kathrin M. Demmler in einer Studie herausgefunden haben. Ihr Fazit: »Supermärkte und ihre Verkaufsstrategien für Lebensmittel scheinen direkte Auswirkungen auf die Gesundheit der Menschen zu haben.« Dazu gehört die »Zunahme von Übergewicht und Fettleibigkeit«, aber auch die Ausbreitung der nicht übertragbaren Krankheiten wie Herzleiden, Krebs oder Diabetes. Die »Auswirkungen von Supermärkten auf Ernährung und Gesundheit«, sagen die Göttinger Forscher, sind »hauptsächlich auf Veränderungen in der Zusammensetzung der Lebensmittelauswahl der Menschen zurückzuführen«. Das bedeutet: Erst ist ein neues, ungesünderes Angebot da, und dann greifen die Leute zu.

Einerseits hat die »Supermarkt-Revolution« natürlich auch Vorteile, das räumen selbst Kritiker ein wie der US-Lebensmittelforscher Barry Popkin. Sie führen zu erhöhter »Lebensmittelsicherheit« – jedenfalls im herkömmlichen Verständnis, beschränkt auf Viren, Bakterien, Schadstoffe. Jene Kriterien also, die in der globalen Lebensmittelpolitik immer noch dominieren und auch immer noch wichtig sind, weil sie ja zu den »übertragbaren Krankheiten« führen können, Infektionen, Seuchen im herkömmlichen Sinne. Durchfall, Pest und Cholera.

Doch weit mehr wird die Weltgesundheit heute bedroht durch die nicht übertragbaren Krankheiten, und genau diese werden durch die Supermärkte gefördert, weil sie die »Aufnahme von verarbeiteten, minderwertigen Lebensmitteln erhöhen«, wie auch die NOVA-Forscher befürchten.

Kein Wunder, dass die Menschen immer dicker und dicker werden. In der Südsee kam das den Schönheitsidealen zunächst sehr entgegen. Dick waren sie in der Südsee ja schon immer gern. Doch jetzt werden sie nicht nur dick, sondern auch noch krank. Und das nicht nur in der Südsee. »Es ist keine Neuigkeit mehr, dass Übergewicht und Fettleibigkeit epidemische Ausmaße angenommen haben«, bilanzieren die Analystinnen des US-Finanzkonzerns Morgan Stanley.

Weltweit hat sich die Zahl der Übergewichtigen und Adipösen zwischen 1980 und 2018 fast verdreifacht von 750 Millionen auf zwei Milliarden Menschen. Wenn der Trend so weitergeht, sind es im Jahr 2035 schon 2,7 Milliarden – und die meisten davon ausgerechnet in den ärmeren Teilen der Welt, dort, wo früher oft Hunger herrschte. Das ist »neu«, sagen die Morgan-Stanley-Analystinnen, »dass übergewichtige und fettleibige Menschen heute eher in Entwicklungsländern als in den entwickelten Ländern vorherrschen«.

Übergewicht beginnt bei 77 Kilo für einen Menschen von 1,75 Metern, als »fettleibig« oder »adipös« gilt jemand bei dieser Größe ab 91 Kilo.

In den USA sollen bis zu 38 Prozent in diese Gruppe mit Spitzengewicht fallen, in Deutschland sind es auch schon 23,6 Prozent, in Großbritannien 26,9 Prozent. Österreich (14,7 Prozent) und die Schweiz (10,3 Prozent) schneiden demgegenüber besser ab. Ob es an der Wanderlust der Gebirgsbewohner oder ihrem erhöhten Qualitätsbewusstsein bei der Nahrungsauswahl liegt, ist ungeklärt. Es liegt aber etwa auf dem durchschnittlichen Weltniveau von 13 Prozent, was 650 Millionen »krankhaft übergewichtigen« oder »adipösen« Menschen entspricht.

Sicher ist, dass knapp zwei Drittel der »fettleibigen Individuen der Welt« heute in aufstrebenden Ländern leben, in China, Indien, Russland, Brasilien, Mexiko, Ägypten, Pakistan und Indonesien (aufgelistet in der Reihenfolge der Anzahl der fettleibigen Individuen).

In manchen Ländern bilden, den Investmentanalystinnen zufolge, die ganz schweren »Adipösen« sogar schon die Mehrheit. An der Spitze dabei: das kleine Königreich Tonga in der Südsee. 5000 Kilometer südlich von Hawaii.

Die Kontrolle über ihre Existenzgrundlagen ist den kleinen Ländern vollkommen entglitten – gerade auf dem zentralen Feld der Lebensmittel. Durch die »Coca-Kolonisierung« werden sie wie bei der klassischen Kolonisierung ihrer Autonomie beraubt. In diesem Fall: ihres Selbstbestimmungsrechtes bei der Ernährung.

Zwar ist Tonga ein selbstständiges Königreich mit einem Parlament, einer Regierung und Ministern – Kolonie war das Land, worauf die Einwohner besonders stolz sind, übrigens noch nie –, aber gerade die Regeln für die neue Nahrung werden nun ganz woanders festgelegt. Im Codex Alimentarius vor allem, der Weltregierung in Sachen Lebensmittel. Natürlich haben kleine Länder wie Tonga oder Fidschi keine Chance, dort ihre Interessen angemessen zu vertreten. Da dominieren Weltmächte wie die USA und China, Nestlé und Coca-Cola – also die neuen kulinarischen Kolonisatoren.

Und dem entsprechen auch die finanziellen Machtverhältnisse. So liegt der Umsatz von Nestlé etwa auf dem Niveau des Bruttoinlandsprodukts (BIP) von Ländern wie Sri Lanka und Kenia. Und im kleinen Königreich Tonga entspricht das jährliche Bruttosozialprodukt dem Umsatz, den Nestlé in nicht ganz zwei Tagen macht.

Natürlich sind auch die eigenen Behörden völlig überfordert, die neuartigen Nahrungsmittel zu prüfen und zu bewerten.

Zwar gibt es in einem ordentlichen Königreich wie Tonga exakte Zahlen über die Importe. So hatten sich nach den Daten des Statistic Department allein bei den Instantnudeln von 1996 bis 2006 die Importmengen mehr als verdoppelt, von 271 auf 664 Tonnen, bei den Snacks, Chips und dergleichen mehr als verdreifacht, von 99 auf 341 Tonnen.

Was das aber für die Gesundheit der Bevölkerung bedeutet, wie viel von welchen chemischen Zutaten sie damit verzehrt, entzieht sich indessen der Kenntnis der königlichen Verwaltung: »Über Zusatzstoffe wissen wir nicht viel«, sagt der zuständige Gesundheitsbeamte.

Das kleine 100 000-Einwohner-Reich ist völlig außerstande, die ganzen Chemikalien zu kontrollieren, mit denen die Industrie ihre Produkte konserviert und künstlich mit Geschmack und Farbe versieht. Die zuständige Behörde passt in eine kleine Hütte mit Wellblechvordach und einem Schild am Zaun: Ministry of Agriculture and Food, Forests and Fisheries – Food Division Vaololoa. Die Machtfülle der Behörde ist erkennbar beschränkt. Obwohl Tonga ein übersichtliches Land ist mit kurzen Entscheidungswegen, ist die Politik überfordert im Umgang mit dieser neuen Art von Problemnahrung.

Die Folgen sind im Krankenhaus zu besichtigen. »Früher starben die Menschen an Tuberkulose, Typhus und Unterernährung«, sagt Dr. Malakai Ake, der eng mit der Weltgesundheitsorganisation (WHO) kooperiert: »Heute haben wir uns neue Probleme geschaffen.«

Die vier Topkiller, also die wichtigsten Todesursachen in Tonga, sind Herzkrankheiten, Bluthochdruck, Diabetes und Krebs, sagt der Doktor. Und die Krankheitsraten stiegen parallel zu den Lebensmittelimporten.

Namentlich die Zuckerkrankheit Diabetes ist zu einer Seuche geworden, einer ernsthaften Bedrohung der Weltgesundheit – vor allem, weil sie zu massiven Folgekrankheiten führt: Herzprobleme, Krebs, Schlaganfall. Häufig müssen die Beine amputiert werden. Oft ist Erblindung die Folge.

Die Diabetesraten sind besonders hoch in der Südsee. Tonga hat da mit 12,5 Prozent eher noch eine niedrige Rate im Vergleich zu Tahiti mit 22,4 Prozent oder Nauru mit 22,9 Prozent, ganz zu schweigen von den Spitzenreitern Tuvalu mit 27,7 Prozent oder den Marshallinseln mit 31,4 Prozent.

Und es geht ja nicht nur um die Zuckerkrankheit. Es geht auch um Alzheimer, Herzleiden, Schlaganfall und Krebs: Von weltweit 41 Millionen Toten im Jahr durch solche nicht übertragbaren Krankheiten sind die meisten in Ländern mit niedrigem und mittlerem Einkommen zu beklagen; bei den vorzeitigen Todesfällen im arbeitsfähigen Alter von 30 bis 69 Jahren sind es sogar 85 Prozent.

Gerade die ärmeren Länder sind von diesem Krankheits-Tsunami massiv überfordert. Die Menschen müssen ja für ihre Krankheiten selbst bezahlen, was in den Ländern südlich der Sahara schnell ein Drittel des Jahreseinkommens kosten kann.

Überdies gibt es oft keine angemessene Behandlung, bei Krebs beispielsweise. Es gibt an den Krankenhäusern keine Onkologen, also Krebsspezialisten. Es gibt natürlich auch keine Bestrahlung: in den Industrieländern ist sie der Standard, in den ärmeren Ländern eine Seltenheit; in 30 afrikanischen und südostasiatischen Ländern gibt es sie gar nicht. Und mittlerweile sind zwei Drittel der weltweiten Krebstoten ausgerechnet in solchen Regionen zu beklagen.

Überfordert sind auch die Systeme der sozialen Sicherung, bedroht sind die Ökonomien, die Gesellschaften als Ganzes. Denn in armen Ländern haben die krankheitsbedingten Ausfälle natürlich katastrophale Folgen. Anders als in den reichen Ländern, wo sogar Millionen von Arbeitskräften sozusagen als Patienten freigestellt werden und als Rohstoff für die sogenannte Gesundheitswirtschaft dienen können, haben in den armen Ländern Arbeitsausfälle »hohe Produktivitätsverluste« zur Folge, wie die Expertinnen von Morgan Stanley ermittelt haben. Entsprechende gravierende Auswirkungen hat es auf das Bruttosozialprodukt, wenn die Menschen in ihrer eigentlich aktivsten Phase in der Mitte des Lebens unfähig werden zu arbeiten oder sogar sterben. Denn »vorzeitige Todesfälle«, stellen die Analystinnen von Morgan Stanley kühl fest, »stellen einen erheblichen Verlust der Produktionskapazität dar«.

Derzeit sind ihnen zufolge etwa 50 Prozent der Menschen, die an Diabetes sterben, jünger als 60 Jahre, und in weniger entwickelten afrikanischen Regionen südlich der Sahara sogar 75 Prozent.

So können sich die modernen Krankheiten wie die Diabetes-Epidemie zu einer katastrophalen existenziellen Bedrohung entwickeln, für die einzelnen Menschen und ihre Familien, aber auch für die ohnehin schwächelnden Ökonomien in diesen Regionen.

Es ist allerdings keine dieser Naturkatastrophen, die das Fernsehen immer gern aus Afrika zeigt. Es ist eher die Folge einer katastrophalen Lebensmittelpolitik, die vor allem dem freien Handel huldigt, eilfertig den Konzernen den Teppich ausrollt – und so die Grundlagen schafft für die neuen Pandemien, angefangen bei den steigenden Übergewichtsraten.

Sogar die Weltgesundheitsorganisation sieht einen Zusammenhang zwischen dem Körpergewicht und einer »marktliberalen Politik«, wodurch die Verbreitung der Dickmacher aus der ultraungesunden Nahrung gefördert werde.

Als besonders abschreckendes Beispiel gilt Mexiko. Noch gegen Ende des 20. Jahrhunderts wurde das Land eher als Problemfall in Sachen Hunger und Infektionskrankheiten eingestuft. Nur 10 Prozent der Bevölkerung hatten damals das Privileg eines erhöhten Körpergewichts. Heute ist Übergewicht ein Massenphänomen, es betrifft 70 Prozent der Bevölkerung. Selbst der dickste Mann der Welt im *Guinnessbuch der Rekorde* ist ein Mexikaner – Manuel Uribe mit 560 Kilogramm. Auch das dickste Baby der Welt: ein dicker kleiner Landsmann; Luis

Manuel Gonzales brachte schon mit einem Jahr stolze 28 Kilo auf die Waage. Andere Kinder schaffen das normalerweise mit etwa acht Jahren.

Wie kam es zur Wende, von der Unterernährung zum Übergewicht?

Auslöser war gemäß der Morgan-Stanley-Studie das Nordamerikanische Freihandelsabkommen (NAFTA). Dadurch sind seit Anfang der 1990er-Jahre US-amerikanische Investitionen in Mexikos Nahrungsindustrie und Einzelhandel erleichtert worden, was die »Transformation des Nahrungssystems beschleunigte« und den Konsum von ultraverarbeiteten Produkten wie etwa Softdrinks erheblich steigerte – wodurch in der Folge Typ-2-Diabetes und Fettleibigkeit »schockartig« zugenommen hatten. Zudem hat »die zunehmende Mediendurchdringung den Informationsfluss erweitert und dazu beigetragen, ›westliche‹ Standards zu fördern, insbesondere durch Werbung«.

Freiwillig und ganz ohne Druck wechselt offenbar kaum jemand von den regional angestammten Spezialitäten auf die globale Einheitskost der Konzerne.

Natürlich haben die Lobbyisten der Konzerne auch ihre Macht ausgespielt, um die Politik der entsprechenden Länder zu beeinflussen. Das hat eine Studie detailliert nachgewiesen, die 2019 im Journal *Public Health Nutrition* erschienen ist. Sie fand 200 Beispiele für den Versuch der Produzenten ultraverarbeiteter Nahrung, auf die Politik in 15 Ländern Lateinamerikas und der Karibik Einfluss zu nehmen. Die Lobby des Ultraungesunden »hat die Regierungen bei der Entwicklung ihrer nationalen Gesundheitspolitik beeinflusst«, sie ist »Allianzen mit Angehörigen der Gesundheitsberufe« eingegangen, aber auch »mit politischen Entscheidungsträgern«. Selbstverständlich »kämpfte« die Lobby des Ungesunden auch »vor Gericht« und setzte laxere Alternativen zur Gesundheitspolitik vor, »wie zum Beispiel Selbstregulierung«. So würden die »Ernährungssysteme« in diesen Ländern zunehmend von der Ultra-Industrie »durchdrungen«. Für die Fidschi-Inseln hatte die gleiche Forschergruppe ähnliche Praktiken nachgewiesen.

Und so war es gemäß dem Bericht der *New York Times* auch in Brasilien. Dort hatten Nahrungsfirmen an Mitglieder des nationalen Parlaments Hunderte von Millionen Dollar gespendet, bevor der Oberste Gerichtshof dies im Jahr 2015 verbot. Der größte Einzelwohltäter war der brasilianische Fleischriese JBS, der allein im Jahr 2014 an Kandidaten für den Kongress unglaubliche 112 Millionen Dollar spendete. Coca-Cola wirkte da fast schon knauserig mit nur 6,5 Millionen oder gar McDonald's mit seinen 561 000 US-Dollar.

Das Blatt berichtete über den jahrelangen Kampf der Lobby gegen Gesundheitsgesetze, etwa Warnhinweise für besonders ungesunde Produkte oder Vermarktungsbeschränkungen, insbesondere für Kinder, oder den Ausschluss von Softdrink-Giganten und Fast-Food-Riesen vom Sponsoring bei Sport- und Kulturveranstaltungen.

Die Konzerne schlossen sich der brasilianischen Association of Food Industries an, einer Lobbygruppe, deren Vorstand aus Führungskräften von Nestlé, dem amerikanischen Fleischriesen Cargill und Unilever bestand, dem europäischen Lebensmittelkonzern, der Marken wie Hellmann's, Mazola und Ben & Jerry's besitzt.

Von der Industrie gesponserte Wissenschaftler traten im Fernsehen auf und schrieben Zeitungsartikel über die Bedeutung von Bewegung bei der Bekämpfung der Fettleibigkeit bei Kindern. Also: die übliche Strategie. Und wie auch anderswo üblich wirkte die Lobby-Offensive. Die Regierung kapitulierte, und zog die meisten der vorgeschlagenen Beschränkungen zurück – bis auf eine Vorschrift zu Warnhinweisen in der Werbung für ungesunde Produkte. Und auch dagegen klagten die Lobby-Anwälte noch.

Im weltweiten Krieg ums Essen geht es jetzt in eine entscheidende Phase. Die Frage ist, wie die Machtverhältnisse aussehen, ob der Druck ausreicht für eine weltweite Wende bei der Lebensmittelpolitik. Hin zu einer Versorgungskette, die auf echtes Essen setzt, die »traditionelle Ernährung«, mit regional angepassten, evolutionär bewährten Elementen und artgerechter Nahrung.

»The environment must change«, sagt Professor Kelly D. Brownell, Direktor des Zentrums für Ess- und Gewichtsstörungen an der Yale University im US-Bundesstaat Connecticut. Er hatte den Begriff von der »toxischen Nahrungsumgebung« geprägt (Toxic Food Environment) und sieht die Menschheit gewissermaßen am Scheideweg.

»Als Gesellschaft haben wir zwei Möglichkeiten«, sagt er. »Wir können einige Tausend Jahre lang darauf warten, dass sich unsere Evolution unserer giftigen Umwelt anpasst. Oder wir können die Umwelt so verändern, dass sie uns nicht mehr krank macht.«

Das wird natürlich nicht leicht werden. Bisher zeigt die Politik wenig Neigung, von ihrer bisherigen Praxis abzurücken; sie feiert sogar noch die Konzerne, wenn die versuchen, sich ein gesundes Image zu verpassen und ein bisschen an der Produktpalette polieren – die sie natürlich weiter mit ihren industriellen Ultraverarbeitungsmethoden produzieren. Solche »Reformulierungsstrategien«, bei denen die Rezepturen ein bisschen geändert werden, sind nach Auffassung der Industriekritiker aus der NOVA-Forschungsgruppe zum Scheitern verurteilt: weil sie ja am ungesunden Produktionsprinzip der Ultraverarbeitung und ihren immanenten Risikopotenzialen nichts ändern.

Dabei könnten natürlich auch Firmen wie Nestlé zur Versorgung der Menschheit mit gesunden Nahrungsmitteln beitragen. Sie müssten nur ihre Fabriken stilllegen, irgendwo auf der Welt ein paar Gärtnereien gründen und gesunde Avocados,

Artischocken, Kiwis und Karotten produzieren, statt ultraungesunder *5 Minuten Terrinen*.

Kleiner Scherz.

Das wäre tatsächlich die Food-Revolution, die manche jetzt fordern. Nur: Von den Konzernen wird sie nicht ausgehen, denn sie muss sich ja gegen die Konzerne wenden, um die katastrophalen Wirkungen des industriellen Ernährungssystems zu stoppen. Die gute Nachricht aber ist: Die Revolution ist nicht nur überfällig, sondern auch möglich. Frisches, natürliches, gesundes Essen, Obst und Gemüse, produziert von Gärtnern und Bauern. Und das im großen Stil, pardon: im ganz großen Stil für eine moderne Multimillionen-Megacity.

12. Kulinarische Revolution

Mehr Natur wagen: Für mehr Souveränität, Gesundheit und Genuss

Es war ein beeindruckendes Bild, das sich mir da bot auf dem größten Großmarkt von Peking. Überall Lastwagen voll mit Blumenkohl und Brokkoli, Paprika und Pilzen, Äpfel und Melonen. Die Fahrer schlafend daneben, müde von ihrer mehrstündigen Tour.

Nach China war ich gefahren sozusagen auf Anregung von Nestlé. Im Hauptquartier am Genfer See hatten mir Manager prophezeit, dass die Menschheit in den Metropolen der Zukunft nur noch mit Nestlé-Methoden ernährt werden könne, mit lange haltbaren, über weite Distanzen transportfähigen Produkten.

Und jetzt das hier. Echtes Essen, und nichts als echtes Essen – auf einem riesigen Areal, 800 Meter breit, 1,2 Kilometer lang. Mit dem Direktor stand ich auf einem Containergebäude am Eingang, wo pausenlos Betrieb herrscht, 24 Stunden am Tag, sieben Tage die Woche, 365 Tage im Jahr. Ein pulsierendes Herz der Hauptstadt, das die Versorgung organisiert. 30 000 Lastwagen fahren täglich durch die Tore hinein und noch viel mehr wieder hinaus – auch Kleintransporter, Lieferwagen und Mopeds mit Anhängern, um all die Früchte der Natur zu den kleinen Märkten zu bringen, den Läden und Restaurants, den Kantinen von Betrieben, Kindergärten und Schulen in dieser Metropole mit 22 Millionen Einwohnern.

Neun solcher Märkte gibt es in Peking, und das hier ist der größte. 70 Prozent vom Gemüse und 80 Prozent vom Obst gehen hier durch, unglaubliche sieben Millionen Tonnen im Jahr.

Und ich fragte den Direktor, wie viele Bauern denn seinen Markt hier beliefern. Er überlegte kurz, rechnete und meinte dann ganz ungerührt: 100 Millionen. Ich sagte: »Entschuldigen Sie bitte, dass ich gerade lachen musste, aber unser ganzes Land hat nur 80 Millionen Einwohner.«

Mittlerweile kommen auch Importe hinzu, aber alles immer echt und frisch. Obst, Gemüse, Gewürze: die Früchte der Natur.

Also das ist jetzt schon mal klar: Es ist möglich, die Welt von morgen – ja, sogar ihre Multimillionen-Metropolen – mit echtem, gesundem Essen zu versorgen. Zweifellos geht es im 21. Jahrhundert auch ohne die Produkte von Food-Konzernen wie Nestlé.

Besser ist es in jedem Fall. Besser ist es, das Geld statt für lästige Krankheiten, die einen vorzeitig ins Grab bringen, lieber für gutes Essen und Trinken auszugeben, für ein genussvolles und langes Leben.

Das wäre auch besser für die Bauern in aller Welt, die sich engagiert um gute Lebensmittel bemühen, auch für die Tiere, die Umwelt, die Menschheit als Ganzes, kurz: für unseren Planeten.

Mehr Natur wagen: Die Zeit ist reif für einen Paradigmenwechsel. Er ist sogar dringend geboten. Denn das billige industrielle Essen ist auf Dauer zu teuer. Der Paradigmenwechsel ist nötig, um die Menschheit von einer Nahrungskette zu befreien, die zum Problem geworden ist, weil sie die Gesundheit von Milliarden Menschen ruiniert, die Sozialsysteme in vielen Ländern und die wirtschaftliche Zukunftsfähigkeit ganzer Gesellschaften.

Der Paradigmenwechsel ist auch erforderlich, um die Entfremdung aufzuheben, die mit der Herrschaft der Konzerne in die Nahrungskette gekommen ist. Die Entfremdung von der Natur, aber auch des Menschen von sich selbst, weil die Nahrung nicht mehr seinen Bedürfnissen entspricht und den Organismus krank macht.

Der Paradigmenwechsel entspricht dem medizinischen Erkenntnisstand, über die schädlichen Auswirkungen der ultraverarbeiteten Nahrung auf der einen Seite und der traditionellen auf der anderen Seite, der mediterranen Ernährung, die mittlerweile als Königsweg gilt für Gesundheit und ein langes Leben, aber auch der anderen Ernährungsweisen auf der Welt, der nordischen in Skandinavien, der brasilianischen, der chinesischen.

Es ist allerdings auch eine Machtfrage. Es kommt darauf an, wer den Krieg ums Essen gewinnt. Und dabei spielt natürlich auch eine Rolle, wie die Politik sich positioniert. Ob es ihr gelingt, sich aus der Kuschelecke mit den Konzernen zu befreien, die das Ultraungesunde herstellen, auszubrechen aus dem fein gesponnenen globalen Netzwerk, das für Entscheidungen im Sinne der Geschäftsinteressen sorgt, zu wechseln auf die Seite der Konsumenten.

Bis jetzt deutet nicht viel darauf hin.

Üblicherweise reagiert die Politik erst, wenn der Druck groß genug ist. Der Druck der Verhältnisse, in diesem Fall die Finanzierbarkeit der Krankheitsindustrie. Oder der Druck von Öffentlichkeit und Aktivisten.

Noch ist der Druck nicht groß genug. Aber er nimmt zu.

Schon gibt es sogar Aufrufe zu einer Food-Revolution, die dazu führen soll, die Epoche der ultraverarbeiteten Industrienahrung zu überwinden. Die Begründung: »Wir leben in einer giftigen Esskultur. Die moderne Ernährung ist heute der wichtigste Risikofaktor für Krankheiten. Und das industrialisierte Ernährungssystem ist nicht nachhaltig.«

Sie haben sich organisiert, veranstalten einen jährlichen Food-Revolutionsgipfel. Die Bewegung, ausgehend von den USA, wird getragen von einer Reihe ernsthafter und seriöser und sonst sicher nicht so umstürzlerischer Akteure wie etwa Christopher Gardner, Professor an der kalifornischen Elite-Universität Stanford.

Dabei geht es Gardner und seiner »Revolutionsgarde« nicht um eine Fundamentalkritik etwa am kapitalistischen System, sondern um »lösungsorientierte Forschung«, wie er zusammen mit der Medizinerin Michelle Hauser in dem 2017 erschienenen Grundsatzaufsatz mit dem bewegungsprägenden Titel *Food Revolution* schrieb. Für Gardner ist der Aufruf zur Revolution auch eine Konsequenz aus den neuesten wissenschaftlichen Erkenntnissen, etwa seiner eigenen Studie, die 2018 im renommierten *JAMA*-Magazin der amerikanischen Ärztevereinigung erschienen ist. Es ging um das globale Megaproblem Übergewicht.

Am Start waren 609 mehr oder weniger pummelige Versuchsteilnehmer, mit einem Body-Mass-Index von 28 bis 40, was einer Größe von 1,75 Metern bei einem Gewicht zwischen 86 und 123 Kilo entspricht.

Die neue Diät in der Versuchsanordnung war für sie eigentlich gar keine. Sie mussten keine Kalorien zählen, sie konnten essen, so viel sie wollten und was sie wollten – nur möglichst keinen zugesetzten Zucker, kein weißes Mehl, keine Fertiggerichte und generell keine industriell verarbeiteten Nahrungsmittel. Das war das Revolutionäre: Sie sollten auch nicht zu fettarmen Chips greifen oder zu kohlenhydratreduzierten Keksen. »Vielmehr sollten sie generell auf Chips und Kekse verzichten«, sagt Gardener. Wie überhaupt, ganz allgemein, »auf verarbeitete Nahrungsmittel«.

Ergebnis: Nach einem Jahr hatten die Probanden durchschnittlich sechs Kilo abgenommen. Und dabei ständig drauf gewartet, dass ihnen jemand sagt, wie sie ihre Kalorienaufnahme senken könnten. »Doch das taten wir nicht«, sagt Revoluzzer Gardner. Es kommt schließlich aufs Grundsätzliche an, auf den Paradigmenwechsel: »Wer weniger Probleme mit seinem Körpergewicht haben will«, sagt Stanford-Forscher Gardner, »sollte auf dem Bauernmarkt naturbelassene Lebensmittel kaufen und nicht das hochverarbeitete Convenience-Food vom Supermarkt.«

Die Gene hatten übrigens keinen Einfluss auf die Erfolge beim Abnehmen. Und auch die Nährstoffe spielten keine Rolle: Low-Carb-Esser nahmen genauso viel ab wie Low-Fat-Esser. Entscheidend war, ob und wie viel sie von den ultraverarbeiteten Problemprodukten zu sich genommen hatten, die sich immer mehr als das gesundheitliche Hauptproblem für die Menschheit herauskristallisieren.

Für die Politik sollte das natürlich ein Weckruf sein, um das Ziel vorzugeben, den weltweiten Siegeszug der Problemprodukte zu stoppen und die Bewertung von Nahrung nicht mehr an den Kalorien zu orientieren oder dem Gehalt an Inhaltsstoffen wie Zucker oder Fett, den Kategorien des 19. Jahrhunderts. Das Kriterium des 21. Jahrhunderts sollte der Grad der industriellen Verarbeitung gemäß den vier Stufen des innovativen NOVA-Systems sein.

An dem NOVA-Schema können sich auch politische Maßnahmen orientieren. Zum Beispiel müsste dafür gesorgt werden, dass die Folgekosten der ungesunden Produkte nicht der Allgemeinheit aufgehalst werden, sondern ihren Herstellern – mit dem Ziel, dass sie teurer werden und das Gesunde billiger. Vor allem aber sollte ein angemessenes Risikobewusstsein geschaffen werden, meint Carlos A. Monteiro, der Pionier bei der Forschung zu ultraungesunden Produkten, und fordert: »Jegliche Förderung und Werbung für ultraverarbeitete Produkte sollte verboten werden, und ihre Etiketten sollten deutliche Warnhinweise enthalten.«

Bisher zeigt die Politik in der Europäischen Union und namentlich auch in Deutschland wenig Neigung, sich dafür zu erwärmen. Die Verantwortlichen setzen auf freiwillige Maßnahmen der Konzerne, »Reduktionsstrategien« bei Zucker, Fett oder Salz, was natürlich ziemlich lächerlich ist, weil ultraverarbeitet eben ultraverarbeitet bleibt, auch nach kosmetischen Retuschen oder Änderungen bei den »Rezepturen«. Auch Kennzeichnungsmodelle orientieren sich bisher an diesen Inhaltsstoffen, obwohl immer wieder zu Recht kritisiert wird, dass dann etwa gesunde Öle wegen ihres Fettgehalts gebrandmarkt werden – obwohl gerade dieser ihren gesundheitlichen Wert ausmacht. Aus solchen Aporien konnten sich die bisherigen Kennzeichnungsmodelle auch nicht befreien.

Anders beim Stufenschema der NOVA-Forschergruppe, das als entscheidendes Kriterium für die gesundheitliche Wirkung die Verarbeitungsstufe angibt. Groß, bunt, deutlich lesbar auf der Vorderseite:

- Eine grüne 1 für ganz unverarbeitete Sachen, Obst, Eier, Fleisch.
- Eine leuchtend gelbe 2 für leicht verarbeitete Lebensmittel wie Butter, Mehl, auch Honig, Zucker und Salz.
- Stufe 3 bekommt die Farbe Orange, für Brot zum Beispiel, Marmelade, auch Wein und Bier.
- Die 4 in Warnfarbe Rot ist reserviert für die wirklichen Problemprodukte, die »ultraverarbeiteten« Konzernerzeugnisse mit ihren katastrophalen Folgen für die Weltgesundheit: Fast Food, Fertiggerichte, Softdrinks, vorfabrizierter »Frucht«-Joghurt, Tiefkühlpizza, Cornflakes und Müslis aus dem Pappkarton, die Babynahrung aus industrieller Produktion, wie Gläschenbrei und Fläschchenmilch.

Diese Kennzeichnung gibt es auch schon: in der Online-Datenbank der Bewegung Open Food Facts *(openfoodfacts.org)*, initiiert vom französischen Programmierer Stéphane Gigandet – gestartet am 19. Mai 2012, dem vom britischen Koch, Unternehmer und Aktivisten Jamie Oliver organisierten Food Revolution Day. Die Datenbank kennzeichnet jedes Produkt nach verschiedenen Systemen – inklusive NOVA-Klassifikation. Mittlerweile enthält sie Hunderttausende von Produkten aus über 140 Ländern, darunter nicht nur Deutschland, Österreich, die Schweiz, Italien, sondern auch Argentinien, Brasilien, China, Fidschi, Vietnam und Zimbabwe. Ein globales Graswurzelprojekt, bei dem Konsumenten in aller Welt die Produkte aus ihren Supermärkten eingeben und einstufen können.

Das Modell zeigt, was möglich ist an revolutionärer Basisbewegung – und wo die Grenzen liegen: Manche Bewertungen beispielsweise entsprechen eher dem Wunschdenken der jeweiligen Fans, etwa beim Hipp-Babybrei, der dort als voll natürlich erscheint, mit einer grünen 1 – obwohl im NOVA-System »Babynahrung« eindeutig zu den ultraverarbeiteten Problemprodukten gehört und eine rote 4 als Warnhinweis verdient.

Gesundheitsgefährdend können allerdings nicht nur Produkte sein, sondern auch Ratschläge, von Professoren zum Beispiel, die den Herstellern ultraverarbeiteter Nahrung geschäftlich verbunden sind. Auch hier wäre mithin eine Kennzeichnungspflicht angemessen, womöglich sogar Warnhinweise. Erwiesenermaßen können irreführende Äußerungen von Professoren das Verhalten der Verbraucher in die falsche Richtung lenken – und so zum Gesundheitsrisiko werden, wie beim Krieg ums Essen in der Schlacht Zucker kontra Fett nachgewiesen wurde (siehe Kapitel 6).

So wie in Fachzeitschriften, bei Vorträgen und in internationalen Institutionen wie etwa der Europäischen Lebensmittelsicherheitsbehörde EFSA Erklärungen zu »Interessenkonflikten« üblich geworden sind, sollten auch Konsumenten die Möglichkeit haben, bei Äußerungen von Forschern zu erfahren, welche geschäftlichen Verbindungen im Hintergrund stehen; schließlich sind es gerade die Produzenten der ultraverarbeiteten Nahrungsmittel, die als Sponsoren auftreten, und die Professoren ihre Unterstützer, wie im Fall Coca-Cola oder auch im Fall von Babynahrungskonzernen wie dem Gläschenriesen Hipp nachgewiesen wurde.

Am besten wären natürlich öffentliche Bekenntnisse der Professoren zu ihren Sponsoren, als Firmenlogo auf dem weißen Kittel, wie bei Formel-1-Piloten auf dem Overall. Das Minimum aber wäre ein öffentlich einsehbares Register im Internet, in das die Verbindungen und Interessenkonflikte eingetragen werden. Medien und Medienkonsumenten können dann gleich sehen, wessen Interessen der interviewte Professor in Wahrheit vertritt.

Die Organisation Hochschulwatch *(hochschulwatch.de)* hat immerhin verdienstvollerweise begonnen, die Sponsorenaktivitäten an Forschungs- und Bildungseinrichtungen zu registrieren; es fehlen dabei allerdings Angaben über die Geschäftsverbindungen einzelner Professoren.

Doch jetzt hat sogar eine Absetzbewegung von Professoren selbst eingesetzt: Sie spüren den Wind des Wandels, und viele möchten da nicht auf der falschen Seite der Geschichte stehen.

Mittlerweile weigern sich immer mehr von ihnen, dem System aus industriefinanzierter Forschung, Fehlinformationen und Fake Science zu dienen. Es sind nicht nur die angesehenen Wissenschaftsmagazine wie *British Medical Journal,* in denen Forscher die Fälschungen und Irreführungen früherer Kollegen nachweisen. Es sind auch immer mehr, die auf aktuelle Gefechte hinweisen. Denn seit die NOVA-Gruppe ihr Klassifikationssystem entwickelt hat, sind die Fronten klar, und jeder Wissenschaftler muss sich entscheiden, auf welcher Seite er steht.

Die australische Professorin Susan Prescott zum Beispiel, die unter anderem eine sehr verdienstvolle Studie erarbeitet hatte über die Ursprünge der großen Zivilisationskrankheiten in der frühen Kindheit, war zehn Jahre lang Mitglied in Nestlés Wissenschaftlichem Beirat für Australien und Neuseeland. Dann kündigte sie ihre Zusammenarbeit. Sie wollte nicht länger ihren Namen einem »ungesunden System« geben: »Forscher, die in der Verteidigung von ultraverarbeiteten Lebensmitteln verharren, befinden sich auf der falschen Seite der Geschichte.«

Die Revolution hat schon begonnen.

Gerade für die Kinder ist es besonders wichtig, dass sie wieder einen Bezug bekommen zu den Lebensmitteln, damit sie so etwas aufbauen können wie kulinarische Selbstbestimmung. Schließlich liegt das zukünftige Schicksal der Menschheit in ihren Händen. Und umso wichtiger ist es, dass diese Hände auch Teig kneten, Petersilie und Lauch schneiden und im Wok rühren können.

Die Überwindung der Entfremdung zwischen Mensch und Nahrung ist nur möglich, wenn auch die nächsten Generationen ihre Souveränität im Umgang mit den Lebensmitteln wiedergewinnen. Und das gelingt natürlich nicht mit sogenanntem Ernährungsunterricht, bei dem die Ideologien oder gar Irrtümer der Wissenschaftler und ihrer Sponsoren verbreitet werden. Viel wichtiger ist, dass Kochen gelernt wird. »Die Haushaltswirtschaft und die Zubereitung von Speisen sollten an allen Schulen unterrichtet werden«, fordert auch NOVA-Pionier Professor Monteiro.

Kochen lernen in der Schule. Als Akt der Selbstermächtigung künftiger Generationen und als Schutzmaßnahme der Gesellschaft, um in Zukunft nicht an Krankheitskosten zu ersticken.

In den USA haben sie das gleich im großen Stil in Angriff genommen, als konzertierte Aktion der renommierten Köche-

Ausbildungsstätte Culinary Institute of America und der nicht minder renommierten Harvard School of Public Health: eine Bewegung für Lehrküchen (Teaching Kitchen Collaborative), unterstützt von Sponsoren ohne böse Absichten und versehen mit einem klangvollen Motto: »Förderung der persönlichen und öffentlichen Gesundheit durch kulinarische Kompetenz und integrative Lifestyle-Transformation«.

In Deutschland hat die Köchin und Unternehmerin Sarah Wiener ein Projekt gestartet (»Ich kann kochen«), bei dem Kinder schneiden, schnibbeln und rühren und so zu kulinarischer Selbstbestimmung befähigt werden. Schulgärten werden eingerichtet und Bildungsprogramme zum Gemüseanbau gestartet, wie bei jener Initiative mit dem schönen Namen Gemüse Ackerdemie *(gemueseackerdemie.de)*.

Überall auf der Welt schließen sich Menschen zusammen, um ihre Versorgung mit Lebensmitteln zu verbessern und den Ausstieg aus dem industriellen Ernährungssystem zu organisieren. Da gibt es Bewegungen, die Verbindungen knüpfen zwischen Konsumenten und Produzenten, den Herstellern von echten Lebensmitteln, den Bauern und Gärtnern. Es gibt Initiativen und Aktivisten, die der Politik auf die Finger schauen, sie in ihren Kuschelecken mit den Konzernen aufspüren und auf ihre Verpflichtungen gegenüber den Konsumenten aufmerksam machen.

So bilden sich weltweit an vielen Stellen sogenannte Ernährungsräte, die auf lokaler Ebene Einfluss nehmen auf die Versorgungsstrukturen. Begonnen hatte es in den USA, Kanada und Großbritannien, etwa mit dem London Food Board, einem Gremium von 17 Leuten, vornehmlich Frauen, allesamt Expertinnen auf diesem Feld, die den Bürgermeister von London und die Greater London Authority (GLA), die Regierung der Hauptstadtregion, in Lebensmitteldingen beraten. Oder das Oakland Food Policy Council (OFPC), nahe San Francisco, das die »Ernährungspolitik« in den Vereinigten Staaten beeinflussen will.

Mittlerweile gibt es solche Ernährungsräte auch in Städten wie Köln, Dresden, Freiburg, Hamburg, ebenso in Innsbruck, in Südtirol und in Zürich.

Anlässlich der Food Expo in Mailand, einem eher industrielastigen Event, haben sich mehr als 100 Kommunen aus vielen Weltgegenden zusammengeschlossen zum »Pakt der Städte für Lebensmittelpolitik« (Urban Food Policy Pact). Die Ziele sind eher allgemein gehalten; es geht um Klimawandel, Artenvielfalt, aber auch um »gesunde und erschwingliche Lebensmittel in einem menschenrechtsbasierten Rahmen«.

Auch Berlin ist beigetreten. Selbst in der deutschen Hauptstadt, deren kulinarhistorischer Beitrag sich bisher eher auf Innovationen wie Currywurst (1949, Herta Heuwer) und Döner (1972, Kadir Nurman) beschränkte, ist der Aufbruch unübersehbar. Mittlerweile rühmen sich die Hauptstädter ihrer Markthalle Neun im Stadtteil Kreuzberg, die laut Selbstbeschreibung »Impulse geben« will für die »gesellschaftlich notwendige Debatte über ein zukunftsfähiges und global gerechtes Ernährungssystem«.

Noch symbolisiert allerdings das Ensemble, Bestandteil eines vom Präventionspionier Rudolf Virchow Ende des 19. Jahrhunderts entworfenen Markthallenkonzepts, eher den aktuellen Zwischenstand im Krieg ums Essen am Beginn des 21. Jahrhunderts. Mittendrin in der Halle steht sogar – Haus im Haus – eine Aldi-Filiale, als Relikt des herrschenden Systems, das noch bei Weitem nicht abgedankt hat. Und zaghaft erst bahnt sich das Neue an, mit ein paar Gemüsekisten in der Hallenmitte, einigen Cafés und Restaurants mit ihren Tischen und Bänken, und diversen Feinkostläden am Rand, darunter auch einem Metzger, der sein Fleisch mangels regionaler Alternativen um die Hauptstadt herum aus Süddeutschland importiert, von der

Bäuerlichen Erzeugergemeinschaft Schwäbisch Hall, die sich seit ihrer Gründung vom Gedanken der Entwicklungshilfe inspirieren ließ, um bäuerliche Erzeugung nachhaltig und auskömmlich zu etablieren.

Mittlerweile sehr erfolgreich: Der Zusammenschluss querköpfiger Bauern aus dem Hohenlohischen, der Landschaft zwischen Stuttgart und Würzburg, gilt als modellhaft. Sie halten Schweine und Rinder artgerecht und naturnah, manche nach Bioregeln, und sind damit auch ökonomisch sehr erfolgreich; sie betreiben sogar einen eigenen Schlachthof.

In Norddeutschland, weithin Tierfabriken-Ödland, gibt es immerhin Alternativprojekte wie die Rindergilde Geesthacht 30 Kilometer südöstlich von Hamburg. Sie wurde schon 1988 von umwelt- und qualitätsbewussten Konsumenten gegründet, die Weiden pachteten, schwarze Angusrinder anschafften und sich seither um sie und ihre Nachkommen kümmern. 200 aktive Mitglieder hat die Initiative, die Hälfte davon wirkt bei der Pflege ihrer gut 40 Rinder mit, die anderen partizipieren ebenfalls an den glücklichen Tieren, zahlen etwas mehr für ihre Anteile, von Filet bis zu den Knochen.

In Hamburg haben zwei Jungunternehmerinnen gewissermaßen einen digitalen Hofladen gegründet, einen Versandhandel mir regionalem Gemüse – direkt vom Hersteller zum Verbraucher *(www.frischepost.de)*.

Kurze Nahrungskette, bessere Lebensmittel, gesündere Ernährung, zufriedenere Bauern: Das Ziel verfolgen viele Initiativen. In Barcelona zum Beispiel wollen Stadt und Umland ihre 3,3 Millionen Bewohner »autonomer und fairer versorgen«. In Florenz sollen neue Lokale nur noch eröffnen dürfen, wenn 50 Prozent der Lebensmittel aus der Region stammen, also der Toskana. Die Aktion »Nutrire Milano« (»Mailand ernähren«) will, dass sich die Stadt zu 60 Prozent regional mit Lebensmitteln versorgen kann. Bauernmärkte sind dabei ein wesentliches Element, wie der Buonmercato zwölf Kilometer außerhalb in der Stadt Corsico mit 35 000 Einwohnern, wo Produzenten direkt an die Konsumenten verkaufen können.

»Solidarische Landwirtschaft« heißt eine weltweite Bewegung, bei der mehrere Haushalte einen bäuerlichen Betrieb finanzieren und als Gegenleistung die Ernte bekommen. Slogan: »Sich die Ernte teilen«.

Die größte Organisation der solidarischen Landwirtschaft operiert in Korea. Ihr Name: Hansalim, zu Deutsch: »Alles Lebendige bewahren«.

Hansalim arbeitet nicht nur mit einem einzigen Bauernhof zusammen, sondern mit über 2000 Erzeugerbetrieben, die gesunde Lebensmittel für 540 000 Haushalte mit über 1,5 Millionen Menschen produzieren, und sie beliefern sie über ein ausgeklügeltes System mit über 200 Bioläden und 803 Gruppen in 22 Provinzen. Umsatz: stolze 380 Millionen US-Dollar.

Wenn die Nahrungskette wieder den direkten Weg nimmt und die Entfremdung aufhebt, dann hat das auch mehr Wertschätzung zur Folge – für die Natur, die Landwirtschaft, auch für die Tiere und ihre Bedürfnisse.

In der Schweiz hat es sogar eine Bewegung zu einer Volksabstimmung gebracht, bei der es darum ging, den Kühen ihre Hörner zu belassen. Das Horn als Politikum: Hier zeigt sich sehr schön die Verbindung zwischen Mensch, Tier und Natur, wobei es nicht nur um Tierliebe geht, sondern auch um die Kommunikation zwischen den Kühen, denen die Hörner zur Verständigung dienen. Sehschwache Tiere können mit ihren Hörnern sogar Nähe ausdrücken, wenn etwa eine Kuh mit ihrem Horn einer Freundin zärtlich am Auge kratzt, ohne sie zu verletzen.

Es geht auch um die Milchproduktion – und mithin um die Qualität, die Gesundheit der Konsumenten. Denn das Horn wirkt sozusagen bei der Milchproduktion mit, es ist so etwas wie ein ausgelagertes Verdauungsorgan, wichtig beim Wiederkäuen, bei der Verarbeitung der dabei entstehenden Gase, weswegen Form und Größe der Grasqualität in der Umgebung entspricht. Das Zebu-Rind in der afrikanischen Savanne mit hartem, steppenartigen Gras hat riesige Hörner, weil eine größere Verdauungsleistung erforderlich ist; je weicher aber das Gras ist, umso kleiner können die Hörner sein, bis hin zum weichen, soften Gras im regnerischen Süden Schottlands, wo die zotteligen Galloway-Rinder sogar ganz ohne Hörner auskommen.

Das Horn ist mithin kein totes Material, sondern ein durchblutetes, Wärme ausstrahlendes Organ – und wenn es fehlt, hat das sogar, wegen der veränderten Verdauungsabläufe, Auswirkungen auf die Qualität der Milch – und damit auf den Menschen.

In der Turbolandwirtschaft wird auf solche Zusammenhänge keinerlei Rücksicht genommen, selbst Biobauern sägen am Horn. Nur der Premium-Ökoverband Demeter lässt es seinen Kühen.

Wie weit der Weg zu einem neuen, naturnahen und zukunftsfähigen Ernährungssystem ist, zeigen auch die verständnislosen Reaktionen etwa der *Süddeutschen Zeitung (SZ)*, für die das »absonderliche Vorschläge« waren, die da in der Schweiz zur Abstimmung standen, obwohl Forscher, wie die *SZ* einräumte, die Forderungen »wissenschaftlich untermauern«. Doch für sie, gestand die Korrespondentin des Blattes, sei das alles viel zu kompliziert: Wer so etwas »verstehen möchte«, sollte sich vorstellen können, »wie sich zwei stolze Hörner auf dem Kopf anfühlen«. Nur eine Kuh also kann solche Zusammenhänge erfassen. Und nur ein Reaktor über Atomkraft schreiben.

Auch in der Schweiz hielt sich das Verständnis der Eidgenossen leider in Grenzen, das Stimmvolk lehnte die Vorlage ab.

Doch die Geschichte lässt sich bekanntlich nicht aufhalten. Der Trend geht zur Natur, ganz ohne Zweifel. Im Silicon Valley zum Beispiel, dem Zukunftslabor der Menschheit. Überall boomen die Bioläden, die dort natürlich riesige Supermärkte sind, wo die Fleischtheke von imposanter Größe ist und die Fischtheke ebenso und das Gemüse wie ein Gemälde an der Wand drapiert ist, dazwischen Türme mit Erdbeeren und Heidelbeeren und Trauben.

Dabei haben selbst hierzulande führende Nahrungshändler die Zeichen der Zeit erkannt, der Billighändler Lidl beispielsweise, der händeringend nach Ökoprodukten gesucht hat, so dass die Leute vom Branchenführer Bioland, dem Erzeugerverband, sich gewundert haben, wie sehr sie da umworben wurden, und ihre Bedingungen gerade so diktieren konnten.

Die Landwirtschaft schafft die Verbindung zwischen den Konsumenten und der Natur, aus der die Lebensmittel kommen. Die Food-Revolution stärkt die Position der Landwirtschaft im Gefüge. Wenn die Herrschaft der Konzerne gebrochen ist, steigt automatisch die Bedeutung der Bauern und Gärtner. Sie sind die Kompetenzträger im Umgang mit den natürlichen Ressourcen. Und wenn die Wertschätzung für ihre Funktion bei der Bereitstellung von Lebensmitteln wieder steigt, stärkt das auch ihre Position.

Schon gibt es sogar in Afrika eine Generation selbstbewusster neuer Farmer, die studiert haben, oft vielversprechende Jobs in White-Collar-Branchen, etwa der Handyindustrie, aufgeben und sich als Farmer selbstständig machen. Sie bauen Zwiebeln und Spargel an oder halten Geflügel; sie machen sogar örtliche Delikatessen wie die Große Rohrratte oder die Achatschnecke zu ihrem Business und engagieren sich auch im Biosektor. »Wir müssen den Leuten zeigen, dass Farming ›bling‹ ist«, sagte die Schneckenspezialistin Emmanuella Pi-Bansah zur *New York Times,* die im Sommer 2019 über den

Trend berichtet hatte, längst überfällig auf dem riesigen, klimatisch vielerorts gesegneten Kontinent, der eigentlich die ganze Welt ernähren könnte, aber für 35 Milliarden Dollar Lebensmittel einführen muss. Zeit für »bling«. Das ist Funkeln, Glitzer, anderswo würden sie sagen: cool.

Die neue Bauernbewegung: Business mit Selbstbewusstsein und Verantwortung, für die Ernährung der Bevölkerung in der Nähe und natürlich auch für Natur und Umwelt. Einer ihrer Vordenker ist der britische Zoologe und Autor Colin Tudge. Er fordert eine »aufgeklärte Landwirtschaft« (Enlightened Agriculture) und ist Teil einer Bewegung für »Echte Landwirtschaft« (Real Farming), die unter anderem Kurse veranstaltet, Tagungen und Konferenzen (Oxford Real Farming Conference).

Auf ihn hatte mich ein Direktor der Welternährungsorganisation (FAO) aufmerksam gemacht. Denn seine Ideen könnten sehr bedeutsam sein für eine neue Ausrichtung der Nahrungskette zugunsten der Gesundheit und des Wohlbefindens der Menschen auf diesem Planeten.

Tudge plädiert für eine neue Lebensmittelphilosophie. Aufgeklärte Landwirtschaft, sagt er, sei »postindustrielle Landwirtschaft«, durchaus an Produktivität interessiert, aber nicht primär am Profit. Sie »marschiert im Takt der Biologie«, achtet die Tiere, die Rhythmen der Natur und die »menschlichen Werte der Freundlichkeit, Autonomie und Gerechtigkeit«.

Er ist es auch, der dem Genießer eine optimistische Prognose verheißt: »Die Zukunft gehört dem Gourmet«, schreibt er in seinem Buch *So Shall We Reap,* was so viel bedeutet wie: Was der Mensch sät, wird er ernten.

Gourmets, das sind für ihn Menschen, die großen Wert auf die Qualität ihrer Lebensmittel legen, die dabei »nicht unbedingt reich« sind und schon gar keine »Snobs«. Wahre Gourmets seien etwa die Menschen im peruanischen Hochland, die hundert verschiedene Kartoffelarten unterscheiden können. Und jene »Südasiaten, die den großartigen Reis erkennen, wenn sie ihn probieren, und die (in Indien) zauberhafte Dosas (Reismehlpfannkuchen) am Straßenrand zubereiten. Die gesamte traditionelle ländliche Bevölkerung Italiens und Frankreichs besteht aus Gourmets, ebenso wie die der Türkei und Marokkos, wo die wunderbarsten Gerichte aus Weizen und Minze und Resten von Ziegenfleisch zubereitet werden.«

Gourmets, das sind Menschen, denen es beim Essen und Trinken nur um eines geht: den Genuss. Genau dadurch aber sind sie Food-Revolutionäre. Denn eine List des Weltgeists will es, dass damit die Lösung einer ganzen Reihe von Weltproblemen einhergeht.

Ein Gourmet, früher auch Feinschmecker genannt, liebt guten Geschmack. Damit ist er immun gegen die ultraungesunde Nahrung der Konzerne, weil er deren Leitsubstanz verabscheut, das betrügerische »Aroma«, den Geschmack aus der Retorte. Wahrer Geschmack beruht auf der Qualität der Produkte. Der Gourmet (und auch die Feinschmeckerin, klar) kauft deshalb nur bestes Obst und Gemüse. Und weil das am besten schmeckt, wenn es frisch ist und nicht weit transportiert wurde, ist er naturwüchsiger Saisonalist und Klimaschoner.

Überflüssig zu erwähnen, dass Gourmets resistent sind gegen genussfeindliche und gesundheitsgefährdende Ernährungsratschläge. So haben sie sich nie um den Anti-Fett-Wahn geschert und deswegen ihr heiteres Gemüt erhalten, das auf angemessener Fettzufuhr basiert, etwa aus Milch, Butter, Sahne. Natürlich essen sie auch Eier, wann immer sie darauf Lust haben.

Gourmets essen nur Sachen von glücklichen Tieren. Weil sie gemeinhin eher nicht so reich sind, können sie sich Fleisch, das ihren Ansprüchen genügt, nur selten leisten. Das ist gut für den Gourmetkörper, weil somit die Dosis stimmt. Und weil die

Steaks von den glücklichen Tieren so absurd teuer sind, kaufen sie gern auch die billigeren Teile.

Sie kochen wunderbare Soßen und Suppen aus Knochen, auch denen von Hühnern, die also, da sie in der Gourmetküche wunderbar Verwertung finden, schon mal nicht nach Afrika verkauft werden. Gourmets unterstützen also die Kleinbauern in armen Ländern. Sie werfen praktisch auch nichts weg, weil alles so teuer war und immer zu irgendwas noch nütze ist. Sie sind also auch erstklassige Ressourcenschoner.

Gourmets kochen natürlich auch liebend gern für ihre Kinder, schon den Brei. Sie schleudern Pfannkuchen durch die Luft vor den bewundernden Augen der Kleinen, die da schon mal sehen, wie lustig so ein Gourmetleben ist. Sie säen so den Geist des Genusses und schaffen mithin die Grundlage für ein gesundes Leben später und wirken so zukunftsgerichtet, als Sozialkassenschoner.

Natürlich werden die Gourmets allein die Welt nicht retten. Aber sie haben schon mal den richtigen Lifestyle dafür. Und im Krieg ums Essen stehen sie an der richtigen Stelle: erst auf dem Wochenmarkt oder im Bioladen, dann am Herd. Sie schlagen ihre Schlachten mit Töpfen und Pfannen; sie brutzeln und braten, und danach sitzen sie mit den anderen am Tisch und essen und lachen und freuen sich eines langen und glücklichen Daseins.

Es lebe die Revolution!

Literatur

Bücher und Monografien

Bartsch E, Nuzzo C, Alsford J, et al. Sustainable Economics: *The Bitter Aftertaste of Sugar*. Morgan Stanley Research, 18. März 2015.

Becker C, Bizer K, Führ M, Krieger N, & Scholl J.: *Lebensmittelwerbung für Kinderprodukte: Strategieentwürfe für den vorbeugenden Verbraucherschutz.* (sofia-Studien zur interdisziplinären Institutionenanalyse, 05-2). Darmstadt: Hochschule Darmstadt, FB Gesellschaftswissenschaften und Soziale Arbeit, Sonderforschungsgruppe Institutionenanalyse (sofia), 2005. Siehe: https://nbn-resolving.org/urn:nbn:de:0168-ssoar-353686

Brownell KD, Battle K: Food Fight: *The Inside Story of the Food Industry, America's Obesity Crisis, and What We Can Do About It*. New York, London: McGraw-Hill, 2004.

BUND, Friends of the Earth Europe: *Soja-Report. Wie kann die Eiweißpflanzenproduktion der EU auf nachhaltige und agrarökologische Weise angekurbelt werden?* Berlin, 2019. Siehe: https://www.bund.net/fileadmin/user_upload_bund/publikationen/landwirtschaft/landwirtschaft_sojareport.pdf

Bundesministerium für Gesundheit. *Zusatzstoffe, Aromen und Enzyme in der Lebensmittelindustrie. Abschätzung der Auswirkungen des »Food Improvement Agents Package« auf Forschung, Entwicklung und Anwendung*. Wien: Bundesministerium für Gesundheit, 2010. Siehe: https://www.sozialministerium.at/cms/site/attachments/5/8/9/CH4107/CMS1391427607538/forschungsbericht_zusatzstoffe_aromen_enzyme_2010.pdf

Corporate Europe Observatory (CEO): Conflicts on the Menu. A Decade of Industry Influence at the European Food Safety Authority (EFSA). Februar 2012. Siehe: http://corporateeurope.org/sites/default/files/publications/conflicts_on_the_menu_final_0.pdf

Corporate Europe Observatory (CEO): Unhappy Meal. The European

Food Safety Authority's Independence Problem. Oktober 2013. Siehe: http://corporateeurope.org/sites/default/files/publications/conflicts_on_the_menu_final_0.pdf

Doyle M et al.: *Food Microbiology: Fundamentals and Frontiers.* Washington, DC: ASM Press, 2019.

Europäische Kommission: *Bericht der Kommission über die Aufnahme von Lebensmittelzusatzstoffen in der Europäischen Union.* Brüssel, 2001. KOM (2001) 542 endgültig. Siehe: https://eur-lex.europa.eu/legal-content/DE/TXT/PDF/?uri=CELEX:52001DC0542&from=DE

Europäischer Rechnungshof: *Sonderbericht 02/2019: Chemische Gefahren in unseren Lebensmitteln: Politik der EU zur Lebensmittelsicherheit schützt uns, steht jedoch vor Herausforderungen.* Europäische Union, 2019. Siehe: https://www.eca.europa.eu/Lists/ECADocuments/SR19_02/SR_FOOD_SAFETY_DE.pdf

Freudenberg N: *Lethal But Legal: Corporations, Consumption, and Protecting Public Health.* New York: Oxford University Press, 2014.

Giedion S: *Die Herrschaft der Mechanisierung. Ein Beitrag zur anonymen Geschichte.* Frankfurt am Main: Europäische Verlagsanstalt, 1987.

Grimm H-U: *Chemie im Essen. Lebensmittel-Zusatzstoffe; wie sie wirken, warum sie schaden.* München: Knaur, 2013.

Grimm H-U: *Die Ernährungslüge. Wie uns die Lebensmittelindustrie um den Verstand bringt.* München: Knaur, 2011.

Grimm H-U: *Die Kalorienlüge. Wie uns die Nahrungsindustrie dick macht.* München: Knaur, 2015.

Grimm H-U: *Die Suppe lügt. Die schöne neue Welt des Essens.* München: Knaur, 2015.

Grimm H-U: *Echtes Essen. Der Anti Aging-Kompass. Wie wir jünger und gesünder bleiben.* München: Droemer, 2019.

Grimm H-U: *Garantiert gesundheitsgefährdend. Wie uns die Zucker-Mafia krank macht.* München: Knaur, 2013.

Grimm H-U: *Gummizoo macht Kinder froh, krank und dick dann sowieso.* (Taschenbuch-Titel: *Kinderernährung – was gut ist und was schädlich.*) München: Droemer, 2017/2019.

Grimm H-U: *Tödliche Hamburger. Wie die Globalisierung der Nahrung unsere Gesundheit bedroht.* Stuttgart: Hirzel, 2010.

Grimm H-U: *Vom Verzehr wird abgeraten. Wie uns die Industrie mit Gesundheitsnahrung krank macht.* München: Knaur, 2012.

Grimm H-U, Ubbenhorst B: *Leinöl macht glücklich. Das blaue Ernährungswunder.* München: Knaur, 2012.

Lobstein T et al.: *A Junk-Free Childhood 2012. The 2012 Report of the StanMark Project on Standards for Marketing Food and Beverages to Children in Europe.* IASO, 2012.

Lustig R: Fat Chance: *The Hidden Truth About Sugar, Obesity and Disease.* London: Fourth Estate, 2014.

OECD: The Heavy Burden of Obesity The Economics of Prevention, OECD Health Policy Studies, Paris: OECD Publishing, 2019

OECD/EU: *Health at a Glance: Europe 2016 – State of Health in the EU Cycle.* Paris: OECD Publishing, 2016. Siehe: http://dx.doi.org/10.1787/9789264265592-en

Riedel E M: *Punitive Damages – ein Vergleich des englischen, US-amerikanischen und deutschen Rechts.* (ZERP-Arbeitspapier, 3). Bremen: Zentrum für Europäische Rechtspolitik (ZERP) an der Universität Bremen, 2016.

Tudge C: *So Shall We Reap. What's Gone Wrong with the World's Food – and How to Fix It.* London: Penguin, 2004.

Unschuld PU: *Ware Gesundheit. Das Ende der klassischen Medizin.* München: C.H. Beck 2014.

Wilson B: *Swindled: From Poison Sweets to Counterfeit Coffee – The Dark History of the Food Cheats.* London: John Murray, 2008.

Wohlers J: *Ermittlung geeigneter Methoden zur Differenzierung und Qualitätsbeurteilung unterschiedlicher Milchqualitäten aus verschiedenen on-farm-Experimenten.* Diss., Universität Kassel, 2011.

World Health Organization (WHO): *Global Status Report on Non-communicable Diseases 2010.* Genf: World Health Organization, 2011.

Aufsätze

Aarestrup FM et al.: *International Spread of Multidrug-resistant Salmonella Schwarzengrund in Foodproducts.* Emerg Infect Dis. 2007 May;13(5):726-31.

Aguayo-Patrón SV, Calderón de la Barca AM: *Old Fashioned vs. Ultra-processed-based Current Diets: Possible Implication in the Increased Susceptibility to Type 1 Diabetes and Celiac Disease in Childhood.* Foods. 2017 Nov 15;6(11).

Baldridge AS et al.: *The Healthfulness of the US Packaged Food and Beverage Supply: A Cross-sectional Study*. Nutrients. 2019 Jul 24;11(8).

Baraldi LG et al.: *Consumption of Ultra-Processed Foods and Associated Sociodemographic Factors in the USA Between 2007 and 2012: Evidence from a Nationally Representative Cross-sectional Study*. BMJ Open 2018;8:e020574.

Barry M. Popkin et al.: *Now And Then: The Global Nutrition Transition: The Pandemic of Obesity in Developing Countries*. Nutr Rev. 2012 Jan; 70(1): 3–21.

Bitsch I: Gesundheitsschädigung und Täuschung im mittelalterlichen Lebensmittelverkehr. In: Irmgard Bitsch, Trude Ehlert und Xenia von Ertzdorff (Hrsg.): *Essen und Trinken in Mittelalter und Neuzeit. Vorträge eines interdisziplinären Symposions vom 10. – 13. Juni 1987 an der Justus-Liebig-Universität Gießen*. Sigmaringen: Thorbecke, 1987.

Brownell KD et al.: *The Public Health and Economic Benefits of Taxing Sugar-sweetened Beverages*. N Engl J Med. 2009 Oct 15;361(16): 1599–605.

Brownell KD, Frieden TR: *Ounces of Prevention. The Public Policy Case for Taxes on Sugared Beverages*. N Engl J Med. 2009 Apr 30;360 (18):1805–8.

Bundesinstitut für Risikobewertung (BfR): *Menschen mit normalen Cholesterinwerten sollten auf den Verzehr von Lebensmitteln mit zugesetzten Pflanzensterinen verzichten*. Stellungnahme vom 3. September 2008.

Byrne P et al: *Statins for primary prevention of cardiovascular disease*. BMJ Oct 2019;367:l5674

Christ A et al.: *Western Diet Triggers NLRP3-Dependent Innate Immune Reprogramming*. Cell. 2018 Jan 11;172(1–2):162–175.e14.

Costa CS et al.: *Ultra-processed Food Consumption and Its Effects on Anthropometric and Glucoseprofile. A Longitudinal Study During Childhood*. Nutr Metab Cardiovasc Dis. 2019 Feb;29(2):177–184.

De Vogli R et al.: *The Influence of Market Deregulation on Fast Food Consumption and Body Mass Index. A Cross-national Time Series Analysis*. Bull World Health Organ. 2014 Feb 1;92(2):99–107, 107A.

Demmler KM et al.: *Supermarket Purchase Contributes to Nutrition-related Non-communicable Diseases in Urban Kenya*. PLoS One. 2017 Sep 21;12(9):e0185148.

DiMeglio DP, Mattes RD: *Liquid Versus Solid Carbohydrate. Effects on Food Intake and Body Weight.* Int J Obes Relat Metab Disord. 2000 Jun;24(6):794–800.

EFSA: *Scientific Opinion on the Re-evaluation of Aspartame (E 951) as a Food Additive. EFSA Panel on Food Additives and Nutrient Sources Added to Food (ANS)* EFSA Journal 2013;11(12):3496.

Englund-Ögge L et al.: *Association Between Intake of Artificially Sweetened and Sugar-sweetened Beverages and Preterm Delivery. A Large Prospective Cohort Study.* Am J Clin Nutr. 2012 Sep;96(3):552–9.

Europäische Union: *Verordnung (EG) Nr. 178/2002 des Europäischen Parlaments und des Rates vom 28. Januar 2002 zur Festlegung der allgemeinen Grundsätze und Anforderungen des Lebensmittelrechts, zur Errichtung der Europäischen Behörde für Lebensmittelsicherheit und zur Festlegung von Verfahren zur Lebensmittelsicherheit.* Amtsblatt Nr. L 031 vom 01/02/2002 S. 0001 – 0024. Siehe: https://eur-lex.europa.eu/legal-content/DE/TXT/PDF/?uri=CELEX:32002R0178&from=EN

Ference BA et al.: *Low-density Lipoproteins Cause Atherosclerotic Cardiovascular Disease. 1. Evidence from Genetic, Epidemiologic, and Clinical Studies. A Consensus Statement from the European Atherosclerosis Society Consensus Panel.* Eur Heart J. 2017 Aug 21;38(32):2459–2472.

Fiolet T et al.: *Consumption of Ultra-processed Foods and Cancer Risk. Results from NutriNet-Santéprospective Cohort.* BMJ. 2018 Feb 14;360:k322.

Food and Agricultural Organization of the United Nations (FAO): *Latin America and the Carribean Panorama of Food and Nutritional Security Healthy Food Systems To End Hunger and Malnutrition.* 2016.

Frantz ID Jr et al.: *Test of Effect of Lipid Lowering by Diet on Cardiovascular Risk.* The Minnesota Coronary Survey. Arteriosclerosis. 1989 Jan-Feb;9(1):129–35.

Gardner CD et al.: *Effect of Low-Fat vs Low-Carbohydrate Diet on 12-Month Weight Loss in Overweight Adults and the Association With Genotype Pattern or Insulin Secretion. The DIETFITS Randomized Clinical Trial.* JAMA. 2018 Feb 20;319(7):667–679.

Genovesi S et al.: *Usefulness of Waist Circumference for the Identification of Childhood Hypertension.* J Hypertens. 2008 Aug;26(8):1563–70.

Gibney MJ: *Ultra-Processed Foods. Definitions and Policy Issues.* Curr Dev Nutr. 2018 Sep 14;3(2):nzy077.

Global Panel on Agriculture and Food Systems for Nutrition: *Food Systems and Diets. Facing the Challenges of the 21. Century.*

Goldstein JL, Brown MS: *A Century of Cholesterol and Coronaries. From Plaques to Genes to Statins.* Cell. 2015 Mar 26;161(1):161–172.

Gómez-Donoso C et al.: *Ultra-processed Food Consumption and the Incidence of Depression in a Mediterranean Cohort. The SUN Project.* Eur J Nutr. 2019 May 4.

Greenhalgh S: *Soda Industry Influence on Obesity Science and Policy in China.* J Public Health Policy. 2019 Mar;40(1):5–16.

Headey DD et al.: *The Relative Caloric Prices of Healthy and Unhealthy Foods Differ Systematically across Income Levels and Continents.* J Nutr (2019).

Hoekstra J, et al.: *BRAFO Tiered Approach for Benefit-Risk Assessment of Foods.* Food Chem Toxicol. 2012 Nov;50 Suppl 4:S684–98.

Huang J et al.: *Early Feeding of Larger Volumes of Formula Milk Is Associated with Greater Body Weight or Overweight in Later Infancy.* Nutr J. 2018 Jan 24;17(1):12.

IPES-Food. *Unravelling the Food-Health Nexus. Addressing Practices, Political Economy, and Power Relations to Build Healthier Food Systems.* Global Alliance for the Future of Food and IPES-Food, 2017.

Jones JM: *Food Processing. Criteria for Dietary Guidance and Public Health?* Proc Nutr Soc (2019).

Juul F et al.: *Ultra-processed Food Consumption and Excess Weight Among US Adults.* Br J Nutr. 2018 Jul;120(1):90–100.

Kearns CE et al.: *Sugar Industry and Coronary Heart Disease Research: A Historical Analysis of Internal Industry Documents.* JAMA Intern Med. 2016 Nov 1;176(11):1680–1685.

Kelly B, Jacoby E: Public Health Nutrition special issue on ultra-processed foods. Public Health Nutr. 2018 Jan;21(1):1–4.

Knorr D et al.: *Food Processing at a Crossroad.* Front. Nutr., 25 June 2019.

Lean ME et al.: *Primary Care-led Weight Management for Remission of Type 2 Diabetes (DiRECT). An Open-label, Cluster-randomised Trial.* Lancet. 2018 Feb 10;391(10120):541–551.

Marrón-Ponce JA et al.: *Trends in Ultra-processed Food Purchases from 1984 to 2016 in Mexican Households.* Nutrients. 2018 Dec 26;11(1).

Marti A: *Ultra-processed Foods Are Not »Real Food« but Really Affect Your Health*. Nutrients 2019, *11*(8), 1902.

McGandy RB et al.: *Dietary Fats, Carbohydrates and Atherosclerotic Vascular Disease*. N Engl J Med. 1967 Aug 3;277(5):245–7 concl.

Meier T et al.: *Healthcare Costs Associated with an Adequate Intake of Sugars, Salt and SaturatedFat in Germany. A Health Econometrical Analysis*. PLoS One. 2015 Sep 9;10(9):e0135990.

Messaoud A et al.: *Is Low Total Cholesterol Levels Associated with Suicide Attempt in Depressive Patients?* Ann Gen Psychiatry. 2017 Apr 17; 16:20.

Mialon M, Gomes FDS: *Public Health and the Ultra-processed Food and Drink Products Industry. Corporate Political Activity of Major Transnationals in Latin America and the Caribbean*. Public Health Nutr. 2019 Jul;22(10):1898–1908.

Monteiro CA et al.: *A New Classification of Foods Based on the Extent and Purpose of their Processing*. Cad Saude Publica. 2010 Nov;26(11):2039–49.

Monteiro CA et al.: *Household Availability of Ultra-processed Foods and Obesity in Nineteen European Countries*. Public Health Nutr. 2018 Jan;21(1):18–26.

Monteiro CA et al.: *Increasing Consumption of Ultra-processed Foods and Likely Impact on Human Health. Evidence from Brazil*. Public Health Nutr. 2011 Jan;14(1):5–13.

Monteiro CA et al.: *NOVA. The Star Shines Bright*. [Food classification. Public health] World Nutrition January–March 2016, 7, 1–3, 28–38.

Monteiro CA et al.: *The UN Decade of Nutrition, the NOVA Food Classification and the Trouble with Ultra-processing*. Public Health Nutr. 2018 Jan;21(1):5–17.

Monteiro CA et al.: *Ultra-processed Foods. What They Are and How to Identify Them*. Public Health Nutr. 2019 Apr;22(5):936–941.

Monteiro CA: *The Role of the Transnational Ultra-processed Food Industry in the Pandemic of Obesity and Its Associated Diseases. Problems and Solutions*. World Nutrition 2019;10(1):89–99.

Moodie R: *Profits and Pandemics. Prevention of Harmful Effects of Tobacco, Alcohol, and Ultra-processed Food and Drink Industries*. Lancet. 2013 Feb 23;381(9867):670–9.

Mytton OT et al: *Taxing Unhealthy Food and Drinks to Improve Health*. BMJ. 2012 May 15;344:e2931.

Ochoa CY et al: *The Potential Role of Short Food Supply Chains in*

Strengthening Periurban Agriculture in Spain. The Cases of Madrid and Barcelona. Sustainability 11(7):1–19.

Oddy WH et al.: *Dietary Patterns, Body Mass Index and Inflammation. Pathways to Depression and Mental Health Problems in Adolescents.* Brain Behav Immun. 2018 Mar;69:428–439.

Okuyama H et al.: *A Critical Review of the Consensus Statement from the European Atherosclerosis Society Consensus Panel 2017.* Pharmacology. 2018;101(3–4):184–218.

Olney JW et al.: *Brain Damage in Infant Mice Following Oral Intake of Glutamate, Aspartate or Cysteine.* Nature, 1970 Aug 8;227 (5258):609–11.

Olney JW: *Increasing Brain Tumor Rates. Is There a Link to Aspartame?* J Neuropathol Exp Neurol. 1996 Nov;55(11):1115–23.

Persson S et al.: *Why Childhood-onset Type 1 Diabetes Impacts Labour Market Outcomes. A Mediationanalysis.* Diabetologia. 2018 Feb;61 (2):342–353.

Pferschy-Maleczek B: *Weinfälschung und Weinbehandlung in Franken und Schwaben im Mittelalter.* In: Schrenk C, Weckbach H (Hrsg.): *Weinwirtschaft im Mittelalter.* Verlag Stadt Heilbronn 1997.

Qian MWJ, Wang L: *Chronic Conditions in Adolescents* (Review). Experimental And Therapeutic Medicine: 478–482, 2017.

Ramsden C et al.: *Re-evaluation of the Traditional Diet-Heart Hypothesis. Analysis of Recovered Datafrom Minnesota Coronary Experiment (1968–73).* BMJ. 2016 Apr 12;353:i1246.

Rauber F et al.: *Consumption of Ultra-processed Food Products and its Effects on Children's Lipidprofiles. A Longitudinal Study.* Nutr Metab Cardiovasc Dis. 2015 Jan;25(1):116–22.

Rauber F et al.: *Ultra-processed Food Consumption and Chronic Non-Communicable Diseases-related Dietary Nutrient Profile in the UK (2008–2014).* Nutrients. 2018 May 9;10(5).

Ravnskov U et al.: *Lack of an Association or an Inverse Association Between Low-Density-Lipoprotein Cholesterol and Mortality in the Elderly. A Systematic Review.* BMJ Open. 2016 Jun 12;6(6): e010401.

Renwick AG et al.: *Risk Characterisation of Chemicals in Food and Diet.* Food Chem Toxicol. 2003 Sep;41(9):1211–71.

Rico-Campà A et al.: *Association Between Consumption of Ultra-processed Foods and All Cause Mortality. SUN Prospective Cohort Study.* BMJ (2019).

Roberts HJ: *Aspartame and brain cancer.* Lancet. 1997 Feb 1;349 (9048):362.

Schnabel L et al.: *Association Between Ultra-processed Food Consumption and Risk of Mortality Among Middle-aged Adults in France.* JAMA Intern Med. 2019 Feb 11.

Shah SA et al.: *Impact of High Volume Energy Drink Consumption on Electrocardiographic and Blood Pressure Parameters. A Randomized Trial.* J Am Heart Assoc. 2019 Jun 4;8(11):e011318.

Shen XH et al.: *The Diabetes Epidemic in China. An Integrated Review of National Surveys.* Endocr Pract. 2016 September;22(9): 1119–1129.

Small DM et al.: *Processed Foods and Food Reward.* Science. 2019 Jan 25;363(6425):346–347.

Soffritti M et al: *First Experimental Demonstration of the Multipotential Carcinogenic Effects of Aspartame Administered in the Feed to Sprague-Dawley Rats.* Environ Health Perspect (2006). 114 (3): 379–385.

Soffritti M et al.: *Lifespan Exposure to Low Doses of Aspartame Beginning During Prenatal Life Increases Cancer Effects in Rats.* Environ Health Perspect (2007). 115 (9): 1293–1297.

Sommer I et al.: *Socioeconomic Inequalities in Non-communicable Diseases and Their Risk Factors: An Overview of Systematic Reviews.* BMC Public Health. 2015 Sep 18;15:914.

Steele S et al.: *Are Industry-funded Charities Promoting »Advocacy-led Studies« or »Evidence-based Science«? A Case Study of the International Life Sciences Institute.* Global Health. 2019 Jun 3;15(1):36.

Stepien M et al.: *Consumption of Soft Drinks and Juices and Risk of Liver and Biliary Tract Cancers in a European Cohort.* Eur J Nutr. 2016 Feb;55(1):7–20.

Sureda A et al.: *Adherence to the Mediterranean Diet and Inflammatory Markers.* Nutrients. 2018 Jan 10;10(1).

Taylor R et al.: *Clinical and Metabolic Features of the Randomised Controlled Diabetes Remission Clinical Trial (DiRECT) Cohort.* Diabetologia (2018) 61: 589.

Virchow R: *Die Epidemien von 1848.* In: ders.: *Gesammelte Abhandlungen aus dem Gebiete der öffentlichen Medicin und der Seuchenlehre.* Berlin: Verlag von August Hirschwald, 1879.

Vitolo MR et al.: *Risk Factors for High Blood Pressure in Low Income Children Aged 3–4 years.* Eur J Pediatr. 2013 Aug;172(8):1097–103.

Weingärtner O et al.: *Controversial Role of Plant Sterol Esters in the Management of Hypercholesterolaemia.* Eur Heart J. 2009 Feb; 30(4):404–9.

Weingärtner O et al.: *Vascular Effects of Diet Supplementation With Plant Sterols.* J Am Coll Cardiol. 2008 Apr 22;51(16):1553–61.

Yki-Järvinen H: *Type 2 Diabetes. Remission in Just a Week.* Diabetologia (2011), 54:2477.

Register

L

M

N

O

P

Hans-Ulrich Grimm

Gesundes Essen für unsere Kinder

Was schädlich ist für sie und was ihnen guttut

Kinder wissen, was gut für sie ist

Eltern werden überhäuft mit Ratschlägen zur Kinderernährung und den verführerischen Angeboten der Nahrungsindustrie und fragen zu Recht: Was brauchen meine Kinder denn wirklich für eine gesunde und ausreichende Ernährung?
Der Nahrungsmittelexperte Hans-Ulrich Grimm versteht die Sorgen der Eltern und erklärt, wo heute die Gefahren einer falschen Kinderernährung lauern, warum die Ernährung in den ersten Jahren so wichtig für die weitere Entwicklung der Kinder ist und warum Eltern auf ihre Kinder hören sollten, wenn sie ihnen sagen, was sie gern essen und was nicht.

»Grimms Leser wissen zu schätzen,
dass sich wenigstens einer um ihr Wohl kümmert.«
Stuttgarter Zeitung

Hans-Ulrich Grimm

Echtes Essen
Der Anti-Aging-Kompass

Wie wir jünger und gesünder blciben

Schlechtes Essen macht alt, gutes Essen hält jung

Die Ergebnisse zahlreicher neuer Forschungen weisen eines deutlich nach: Das Geheimnis des guten Alterns, des wahren Anti-Agings, liegt in der lebenslangen richtigen Ernährung – und das ist in der Regel die traditionelle regionale Kost. Ausgesprochene Anti-Aging-Küchen finden wir rund um das Mittelmeer, in Skandinavien und in China.
Grimms Fazit: Am wichtigsten ist, einen Bogen um die heimlichen Altersbeschleuniger in der Nahrung zu machen: die Gerontotoxine, die durch die Nahrungsmittelindustrie ins Essen kommen.

DROEMER

Christine Gitter

Zu Risiken und Nebenwirkungen fragen Sie Ihre Apothekerin

Alles über die fantastische Welt der Medikamente

Die wohl unterhaltsamste Packungsbeilage der Welt

So ziemlich jeder ist schon einmal mit ihnen in Berührung gekommen: Tabletten, Pillen, Dragees – kurz: Medikamente. Anschaulich und mit Augenzwinkern erklärt die Apothekerin Christine Gitter alles, was man über Arzneimittel wissen kann. Woher die Kopfschmerztablette weiß, dass sie in den Kopf soll, ob man Antibiotika wirklich nie mit Milch einnehmen darf und welche Mittel unbedingt in eine gut ausgestattete Hausapotheke gehören. Und mehr noch: Die Autorin vermittelt die Kenntnisse, die es für einen sicheren und kompetenten Umgang mit Medikamenten braucht. Die einzige Nebenwirkung dieses Buches: ein wundersamer Wissenszuwachs und beste Unterhaltung.

»Wissenschaftlich fundiert und unterhaltsam verhilft dieses Buch zu einem kompetenteren Umgang mit Arzneimitteln.«
Spektrum der Wissenschaft

DROEMER